NAÎTRE, VIVRE, MOURIR ET SENS DE LA MORT

Le paradoxe de l'existence humaine et l'accompagnement des personnes en soins palliatifs

NICOLAS NIYONIZIGIYE

NAÎTRE, VIVRE, MOURIR ET SENS DE LA MORT

Le paradoxe de l'existence humaine et l'accompagnement des personnes en soins palliatifs

Vignette de KIZITO MIHIGO

Éditions ECILITA-PR

Collection LA GRÂCE D'ÊTRE LIBÉRÉ

Montréal, Québec, Canada — 2026

Auteur : Nicolas Niyonizigiye
Collection : LA GRÂCE D'ÊTRE LIBÉRÉ
Conception éditoriale, mise en page et couverture : Éditions ECILITA-PR

Dépôt légal — Bibliothèque et Archives nationales du Québec, 2026
Dépôt légal — Bibliothèque et Archives Canada, 2026

ISBN: 978-2-9825419-4-8

Éditions ECILITA-PR — Montréal, Québec, Canada

Photo de couverture : Wikipédia
https://les-mutikeys.com/wp-content/uploads/2021/07/kizito-mihigo.png

TABLE DES MATIÈRES

Table des matières

TABLE DES MATIÈRES vi

DÉDICACE xvi

DU MÊME AUTEUR xvii

AVERTISSEMENT DE L'AUTEUR xviii

0.1 PRÉFACE xix

0.2 AVANT-PROPOS xxi

0.2.1 Genèse de l'ouvrage : de la chambre du mourant à la table d'écriture xxi

0.2.2 Position de l'auteur : prêtre, psychologue et intervenant en soins spirituels xxii

0.2.3 Remerciements et engagement de confidentialité clinique xxiii

0.3 INTRODUCTION GÉNÉRALE : LE PARADOXE DE L'ENTRE-DEUX-MONDES xxiv

0.3.1 Le constat inaugural : naître et mourir dans le même souffle xxiv

0.3.2 Le paradoxe de l'entre-deux-mondes : de la salle de naissance à la chambre d'agonie xxv

0.3.3 Les enjeux contemporains : vieillissement, technicisation du mourir, extension de l'aide médicale à mourir xxvi

0.3.4 Pourquoi un regard pluridisciplinaire ? Le refus des réductionnismes xxvii

0.4 CADRE ÉPISTÉMOLOGIQUE xxviii

0.4.1 Problématique générale de la recherche xxviii

0.4.2 Question de recherche principale et questions secondaires xxix

0.4.3 Hypothèses de travail xxix

0.4.4 Cadre théorique de référence xxx

0.4.5 Délimitation du champ et ce que ce livre n'est pas xxxi

0.5 MÉTHODOLOGIE D'INVESTIGATION ET STRUCTURE DE L'OUVRAGE xxxii

0.5.1 Méthodologie documentaire : constitution et critique du corpus xxxii

0.5.2 Approche clinique : observation de terrain, études de cas et pseudonymisation xxxii

0.5.3 Conventions rédactionnelles xxxiii

0.5.4 Architecture de l'ouvrage xxxiii

GUIDE DE LECTURE xxxv

Trois parcours selon votre situation xxxv

Parcours 1 — Pour le soignant, l'infirmier, le préposé, le bénévole xxxv

Parcours 2 — Pour l'intervenant pastoral, spirituel ou religieux xxxv

Parcours 3 — Pour le proche, la famille, l'endeuillé xxxvi

0.6 LES VIGNETTES DE KIZITO MIHIGO : PRÉSENTATION ET MODE D'EMPLOI xxxvii

0.6.1 Pourquoi un musicien dans un ouvrage de soins palliatifs xxxvii

0.6.2 Éléments biographiques xxxvii

0.6.3 Ce que ce livre retient et ce qu'il écarte xxxviii

0.6.4 Construction des vignettes et régime de citation xxxviii

0.6.5 Répartition des vignettes dans l'ouvrage xxxix

PREMIÈRE PARTIE. REVUE DE LA LITTÉRATURE ET FONDEMENTS CONCEPTUELS 1

CHAPITRE 1 LA NAISSANCE : UN COMMENCEMENT OU LE DÉBUT D'UNE FIN ? 2

1.1 Perspectives historiques et anthropologiques de la nativité 2

1.2 Approches biomédicales contemporaines et leurs limites 5

1.3 Synthèse : la naissance comme première expérience de séparation 7

CHAPITRE 2 LA MORT : CONCEPTS, DÉFINITIONS ET ÉVOLUTION DES IDÉES 8

2.1 La mort sous le prisme des sciences dures 8

2.2 La mort sous le prisme des humanités 10

2.3 Le seuil incertain : trois morts pour un seul homme 12

CHAPITRE 3 LES SOINS PALLIATIFS ET LES SOINS DE FIN DE VIE 14

3.1 Genèse et philosophie du mouvement palliatif 14

3.2 Modèles cliniques, organisationnels et législatifs 16

3.3 Les lieux du mourir aujourd'hui 18

CHAPITRE 4 CLARIFICATION TERMINOLOGIQUE ET LEXIQUE SÉMANTIQUE 20

4.1 La condition du patient : douleur, souffrance et qualité de vie 20

4.2 Les postures éthiques : dignité, résilience, accompagnement et espérance 22

4.3 Les trajectoires de fin de vie : mort digne, bonne mort et obstination déraisonnable 24

4.4 Tableau récapitulatif du lexique opératoire 25

CHAPITRE 5 ÉTAT ACTUEL DE LA RECHERCHE ET CONTROVERSES CONTEMPORAINES 29

5.1 Cartographie des grandes études cliniques et psychosociales 29

5.2 Les controverses éthiques et les défis sociétaux du XXIe siècle 31

5.3 Perspectives futures et axes de développement....................32

DEUXIÈME PARTIE. LES EXPLICATIONS PHILOSOPHIQUES ET MÉTAPHYSIQUES....................35

CHAPITRE 6 LE PARADOXE FONDAMENTAL DE L'EXISTENCE HUMAINE 36

6.1 Être né pour mourir : le destin tragique de la créature....................36

6.2 La fragilité ontologique et la vulnérabilité de la condition humaine 38

6.3 Le sens du temps : les temporalités croisées de Chronos et de Kairos....................40

CHAPITRE 7 LES GRANDS PENSEURS FACE À LA FINITUDE 43

7.1 La sagesse antique, l'immortalité et le détachement 43

7.2 La rupture moderne, l'existentialisme et l'altérité 44

7.3 Tableau comparatif : dix postures et leurs conséquences au chevet du malade....................47

CHAPITRE 8 LE SENS DE LA VIE DEVANT L'INÉLUCTABILITÉ DE LA MORT....................50

8.1 La quête de sens face au mur : la lucidité de l'absurde chez Albert Camus 50

8.2 Liberté et responsabilité individuelle au seuil du néant 51

8.3 La transcendance immanente : laisser une trace et un héritage humain 53

CHAPITRE 9 LES APPROCHES MÉTAPHYSIQUES DU PASSAGE....................56

9.1 Dualisme et monisme : les rapports de l'âme, de l'esprit et du corps....................56

9.2 Destin et providence : téléologie de l'existence humaine 58

9.3 L'immortalité de l'âme, l'expérience du temps et l'horizon de l'éternité 60

TROISIÈME PARTIE. LES EXPLICATIONS PSYCHOLOGIQUES ET SOCIALES 62

CHAPITRE 10 LA PSYCHOLOGIE DE LA MORT ET DE LA FIN DE VIE . 63

10.1 L'angoisse existentielle et la peur viscérale de l'anéantissement 63

10.2 Les mécanismes de défense psychiques face à la finitude 65

10.3 Repérage clinique en fin de vie 67

CHAPITRE 11 LE DEUIL PRIMAIRE DU PATIENT : LE PROCESSUS INTIME DU RENONCEMENT 70

11.1 Les dimensions corporelles et identitaires du renoncement 70

11.2 Les dimensions matérielles, sociales et existentielles de la perte 71

11.3 Le deuil relationnel et affectif 73

11.4 Les modèles théoriques de l'adaptation psychologique 76

11.5 Étude de cas commentée : l'itinéraire d'un renoncement 77

11.6 Mourir jeune : dimensions particulières d'une fin prématurée 78

CHAPITRE 12 LE DEUIL ANTICIPÉ ET LE VÉCU DE L'ENTOURAGE 82

12.1 Phénoménologie du deuil anticipatoire chez les proches parents 82

12.2 Facteurs de vulnérabilité et de protection face à la perte imminente 84

12.3 Le proche aidant : figure invisible de la fin de vie 86

CHAPITRE 13 LES DYNAMIQUES RELATIONNELLES ET SOCIALES AUTOUR DU LIT DU MOURANT 88

13.1 Le système familial face à la crise de la fin de vie 88

13.2 L'interaction systémique entre les acteurs de l'accompagnement 90

CHAPITRE 14 LA SOCIÉTÉ CONTEMPORAINE FACE À LA MORT 92

14.1 Le déni collectif de l'agonie et la médicalisation écran 92

14.2 Le rôle des médias et la mise en scène contemporaine de la mort 93

14.3 Sociologie des nouvelles pratiques funéraires et enjeux interculturels 95

QUATRIÈME PARTIE. LES EXPLICATIONS THÉOLOGIQUES ET SPIRITUELLES 99

CHAPITRE 15 LA MORT DANS LES GRANDES TRADITIONS RELIGIEUSES 100

15.1 Les monothéismes abrahamiques 100

15.2 Les sagesses et religions orientales 102

15.3 Les spiritualités traditionnelles et cosmologies africaines 104

15.4 Repères pratiques interconfessionnels à l'usage des équipes 107

CHAPITRE 16 THÉOLOGIE BIBLIQUE ET CHRISTOLOGIE DE LA SOUFFRANCE 109

16.1 Le regard biblique sur l'existence humaine 109

16.2 Le Christ face à la condition mortelle 111

CHAPITRE 17 L'ESCHATOLOGIE ET L'ESPÉRANCE CHRÉTIENNE 114

17.1 Le déploiement du salut et le mystère de la vie éternelle ... 114

17.2 Les réalités dernières : Paradis, Purgatoire et Jugement face à l'Amour 116

17.3 La communion des saints et le lien par-delà la mort 118

CHAPITRE 18 PHÉNOMÈNES FRONTIÈRES ET QUÊTE SPIRITUELLE LAÏQUE 120

18.1 La détresse spirituelle laïque 120

18.2 L'expérience des frontières de la conscience ... 122

CINQUIÈME PARTIE. L'ACCOMPAGNEMENT CONCRET, PRATIQUE, LÉGAL ET RITUEL ... 125

CHAPITRE 19 PRINCIPES FONDAMENTAUX ET POSTURES DE L'ACCOMPAGNEMENT ... 126

19.1 L'éthique de la vulnérabilité : présence, empathie et compassion ... 126

19.2 L'art de la relation d'aide ... 127

CHAPITRE 20 LE CADRE ÉTHIQUE, D'ANTICIPATION ET DE PRISE DE DÉCISION ... 130

20.1 L'arbitrage bioéthique en situation de crise ... 130

20.2 Les outils médico-légaux de l'anticipation ... 131

CHAPITRE 21 PRISE EN CHARGE CLINIQUE ET CONTRÔLE DES SYMPTÔMES ... 134

21.1 L'évaluation clinique de la douleur en fin de vie ... 134

21.2 Thérapeutiques antalgiques ... 135

21.3 Le contrôle de la détresse somatique globale ... 137

21.4 Éthique de l'apport nutritionnel en phase ultime ... 138

CHAPITRE 22 LES SITUATIONS ÉTHIQUES COMPLEXES EN FIN DE VIE ... 140

22.1 Les protocoles de sédation en médecine palliative ... 140

22.2 Analyse comparative des choix législatifs et moraux ... 142

CHAPITRE 23 RITES, RITUELS D'ADIEU ET SYMBOLIQUE DU PASSAGE ... 146

23.1 La co-construction du rituel d'adieu avec le patient lucide 146

23.2 L'éthique environnementale et sensorielle de la fin de vie 147

23.3 L'accompagnement spirituel et sacramentel pratique ... 148

23.4 La ritualité immédiatement post-mortem ... 150

CHAPITRE 24 L'ACCOMPAGNEMENT DE LA FAMILLE, DES PROCHES ET DES ENFANTS 152

24.1 Spécificités de l'enfance face à la perte 152

24.2 Médiation des crises et conflits familiaux 153

24.3 Le suivi du deuil après le décès 154

24.4 Deuils difficiles : les deuils collectifs, historiques et interdits 156

CHAPITRE 25 L'ACCOMPAGNEMENT INTERDISCIPLINAIRE ET LA SANTÉ DES ÉQUIPES 164

25.1 L'interdisciplinarité en action 164

25.2 La souffrance des soignants et des accompagnants 165

25.3 Les dispositifs de régulation institutionnelle 166

CHAPITRE 26 VERS UNE CULTURE DE L'ACCOMPAGNEMENT AU XXIe SIÈCLE 168

26.1 Humaniser les structures et former les professionnels de demain 168

26.2 Politiques publiques, plaidoyer et intégration communautaire 169

CONCLUSION GÉNÉRALE. NAÎTRE, VIVRE, AIMER, TRANSMETTRE ET MOURIR 172

C.1 Synthèse transdisciplinaire : ce que les cinq regards permettent de comprendre 172

C.2 Réponses aux questions de recherche et évaluation des hypothèses 173

C.3 Limites épistémologiques de l'étude 174

C.4 Recommandations 175

C.5 Perspectives de recherche 176

C.6 Mot final : de la fatalité subie à l'existence consentie 176

ANNEXE A. GLOSSAIRE 178

A.1 Termes cliniques 178

A.2 Termes juridiques 180

A.3 Termes philosophiques 182

A.4 Termes théologiques et spirituels 183

ANNEXE B. OUTILS CLINIQUES DE TERRAIN 185

B.1 Évaluation de la douleur chez le patient communicant 185

B.2 Hétéro-évaluation chez le patient non communicant 185

B.3 Évaluation multi-symptômes 186

B.4 Anamnèse spirituelle 186

B.5 Évaluation du proche aidant 186

B.6 Repérage des trajectoires 187

ANNEXE C. PROTOCOLES D'ACCOMPAGNEMENT DE CRISE 188

C.1 Annonce d'une aggravation ou d'une mauvaise nouvelle 188

C.2 Demande de mort 188

C.3 Conflit familial aigu 189

C.4 Détresse spirituelle 189

C.5 Agonie et décès 190

ANNEXE D. TEXTES, PRIÈRES ET MÉDITATIONS 191

D.1 Textes bibliques 191

D.2 Textes liturgiques catholiques 191

D.3 Ressources interreligieuses 192

D.4 Ressources laïques et interspirituelles 193

ANNEXE E. ÉTUDES DE CAS COMMENTÉES 194

E.1 Cas 1 — Théodore, l'itinéraire d'un renoncement 194

E.2 Cas 2 — La conspiration du silence 194

E.3 Cas 3 — Une demande de mort chez un patient soulagé 195

E.4 Cas 4 — Famille en diaspora, la question du rapatriement...195

E.5 Cas 5 — Une vision de fin de vie prise pour un délirium 196

E.6 Cas 6 — Détresse morale d'équipe 196

APPAREIL FINAL 198

BIBLIOGRAPHIE GÉNÉRALE, INDEX DES AUTEURS ET INDEX THÉMATIQUE 198

BIBLIOGRAPHIE GÉNÉRALE........199

1. Écriture sainte et magistère de l'Église 199

2. Théologie et spiritualité........199

3. Philosophie et éthique........200

4. Psychologie, psychiatrie et psychothérapie 201

5. Médecine palliative et pratique clinique........204

6. Sociologie, anthropologie et sciences des religions........206

7. Droit, législation et jurisprudence 207

INDEX DES AUTEURS........208

Auteurs classiques et de tradition........208

Auteurs modernes et contemporains........208

Personnalité citée à titre biographique 212

INDEX THÉMATIQUE........213

A 213

B — C 213

D — E........213

F — L........214

M — P 215

Q — Z 216

DÉDICACE

À ceux qui n'ont pas eu le temps de naître — emportés par la maladie, le hasard d'un accident ou la violence d'une main humaine, avant même d'avoir respiré une première fois.

À ceux qui sont morts en naissant, ou dans les jours fragiles qui suivent — si brève leur venue, si réelle leur présence, si profond le silence qu'ils ont laissé derrière eux.

À ceux qui sont partis jeunes, sans avoir vu se lever assez de soleils, sans avoir épuisé leur part de vie, sans que le monde ait su ce qu'ils portaient.

À ceux que les pandémies ont fauchés en masse, que les catastrophes ont engloutis sans préavis, morts en nombre si grand que l'on a parfois oublié qu'ils mouraient un par un.

À ceux que la guerre a tués, que les génocides ont effacés, et à tous ceux que des crimes de même nature ont emportés sans que le monde ait encore trouvé le courage de leur donner leur nom.

À ceux qui sont morts seuls — abandonnés par les leurs, oubliés des institutions, sans une main posée sur eux, sans une voix pour dire leur nom une dernière fois, même là où l'accompagnement aurait dû être garanti.

À ceux qui ont choisi, ou à qui l'on a proposé, de partir par l'aide médicale à mourir — qu'ils aient été entendus, bien évalués et bien accompagnés, ou qu'ils soient partis dans le doute et la hâte d'un système encore imparfait.

À tous, ce livre. Parce que chaque mort a eu une vie. Parce que chaque vie méritait d'être accompagnée. Parce que certains ne l'ont pas été — et que c'est à cela qu'il faut remédier.

DU MÊME AUTEUR

Éditions ECILITA-PR — Montréal, Québec, Canada

Collection LA GRÂCE D'ÊTRE LIBÉRÉ

1. **LIENS SEXUELS, LIENS D'ÂMES, EMPREINTES DE L'INTIMITÉ ET CORDONS ÉNERGÉTIQUES.** Montréal, 2026.
2. **ANATOMIE DES DÉRIVES SECTAIRES EN AFRIQUE : DU CHARISME AUX TRAGÉDIES.** 2026.
3. **LE RÔLE ET LA PLACE DE LA VIERGE MARIE DANS LES PRIÈRES DE DÉLIVRANCE ET DE L'EXORCISME.** *Guide de praxis et référence pastorale.* Montréal : Éditions ECILITA-PR, 2026.
4. **ASMODÉE OU DÉMON DE LA LUXURE — COMPRENDRE ET CONFESSER LES PÉCHÉS SEXUELS. TOME I.** *Accompagner une chair révoltée.*
5. **ASMODÉE OU DÉMON DE LA LUXURE — COMPRENDRE ET CONFESSER LES PÉCHÉS SEXUELS. TOME II.** *Hypersexualisation du monde moderne.*
6. **MON CHEVEU, MON ADN, MON HISTOIRE, MON IDENTITÉ ET MA DESTINÉE. Tome I —** *Pièges invisibles du bien paraître et le prix de porter le cheveu de l'autre.* Montréal : Éditions ECILITA-PR, 2026.
7. **MON CHEVEU, MON ADN, MON HISTOIRE, MON IDENTITÉ ET MA DESTINÉE. Tome II —** *Libérez Votre Visage. Dangers du : make-up, piercing, lentilles de contact, extension des cils.*
8. **ILLUSIONS DU TATOUAGE : Marqué sur le corps, gravé dans la chair et l'âme interrogée.** 2026.
9. **MASQUES, MENSONGES, HYPOCRISIES, MANIPULATIONS, RELATIONS TOXIQUES**. Comment identifier, comprendre, sortir et guérir des relations d'emprise et prédations 2026
10. **ANATOMIE DES DÉRIVES SECTAIRES EN AFRIQUE :** DU CHARISME AUX TRAGÉDIES- **Cas de KANGUKA : 8 morts et 9 blessés à Kamenge, un cas parmi plusieurs.**

AVERTISSEMENT DE L'AUTEUR

Cet ouvrage n'est ni un manuel de prescription ni un protocole de soins. Les développements cliniques, notamment ceux du chapitre 21, exposent l'état des connaissances et le raisonnement éthique qui les sous-tend ; ils ne sauraient en aucun cas se substituer au jugement d'un médecin, ni fonder une décision thérapeutique. Le lecteur professionnel se référera aux guides de pratique en vigueur dans sa juridiction.

L'auteur écrit depuis une position confessionnelle qu'il n'entend ni dissimuler ni imposer. Les chapitres théologiques assument leur ancrage catholique ; les chapitres cliniques, philosophiques et sociologiques s'efforcent d'une rigueur descriptive accessible à tout lecteur, croyant ou non.

0.1 PRÉFACE

Il existe deux façons de manquer un livre sur la fin de vie. La première consiste à écrire un traité technique où le mourant disparaît derrière les échelles d'évaluation, les paliers antalgiques et les arbres décisionnels. La seconde consiste à écrire une méditation si haute qu'elle plane au-dessus des chambres, des odeurs, des nuits blanches et des familles qui s'entre-déchirent dans le couloir. Le mérite premier de l'ouvrage que vous ouvrez est d'avoir évité ces deux écueils, et je puis témoigner que ce n'était pas gagné d'avance.

L'auteur appartient à cette catégorie rare d'accompagnants qui ont accepté d'apprendre plusieurs langues. L'auteur, prêtre, et depuis des années intervenant en soins spirituels dans les hôpitaux et auprès d'une communauté résidentielle montréalaise, il a fréquenté assez de lits de mourants pour savoir ce que valent les théories quand la respiration se creuse, et assez de bibliothèques pour savoir qu'une pratique sans pensée s'épuise en gestes. Ce livre est né de ce va-et-vient. On le sent à chaque page : les développements les plus abstraits — sur la temporalité, sur la vulnérabilité ontologique, sur l'eschatologie — reviennent toujours se poser au chevet de quelqu'un.

Le contexte québécois rend cette publication particulièrement opportune. Depuis l'adoption de la loi concernant les soins de fin de vie, notre société a choisi d'élargir progressivement les voies légales du mourir, et le débat public s'est souvent réduit à un affrontement entre deux camps qui ne s'écoutent plus. L'auteur ne fuit pas cette question : il l'aborde de front, au chapitre 22, avec une honnêteté que je veux souligner. Il expose les modèles législatifs, il nomme les lignes de fracture, il indique où se tient sa propre tradition — et il refuse de transformer le débat en procès. C'est une posture exigeante. Elle rendra ce livre lisible par des soignants qui ne partagent pas la foi de son auteur, et c'est précisément ce qu'il fallait.

Je voudrais signaler trois passages qui vont particulièrement vous retenir. Le chapitre 11, d'abord, qui déplie avec une patience remarquable ce que j'appellerais les deuils du vivant : le mourant ne perd pas seulement la vie, il perd son corps, son autonomie, ses rôles, son avenir, ses liens, et il les perd un par un, dans un ordre que personne ne choisit. Vous avez rarement lu une description aussi juste de ce processus. Le chapitre 23, ensuite, sur les rituels d'adieu, qui offre aux équipes des ressources concrètes là où la formation initiale les laisse presque toujours démunies. Et le chapitre 25, enfin, sur la souffrance des soignants — car il faut du courage pour rappeler qu'une équipe épuisée n'accompagne plus, et que l'institution en porte la responsabilité.

Un dernier mot, plus personnel. Ceux qui exercent auprès des mourants savent qu'un moment vient où il n'y a plus rien à faire et où il reste tout à être. C'est là que la plupart des livres s'arrêtent. Celui-ci commence vraiment à cet endroit. Je souhaite qu'il trouve le lectorat qu'il mérite : les soignants, les intervenants spirituels, les bénévoles, les proches, et tous ceux que la question travaille en silence longtemps avant qu'elle ne les concerne.

Nicolas NIYONIZIGIYE

0.2 AVANT-PROPOS

0.2.1 Genèse de l'ouvrage : de la chambre du mourant à la table d'écriture

Ce livre a commencé dans un ascenseur. C'était un mardi de novembre, dans un hôpital de l'Ouest de Montréal. J'étais monté au quatrième étage pour accompagner un homme dont la respiration se raréfiait depuis deux jours — appelons-le Théodore, comme je le ferai dans le chapitre 11. En redescendant, l'ascenseur s'est arrêté au deuxième. Une civière est entrée, poussée par un préposé souriant, et sur cette civière une jeune femme tenait contre elle un nouveau-né de quelques heures. Le père suivait, chargé de sacs, cherchant son téléphone pour prévenir sa mère. Ils ont ri d'une plaisanterie que je n'ai pas comprise. Trois étages plus haut, un homme achevait de mourir. Trois étages plus bas, un enfant commençait de vivre. La même cage de métal les reliait, montant et descendant toute la journée entre les deux extrémités de l'existence humaine, sans que personne ne s'en étonne.

Je suis rentré ce soir-là avec une question qui ne m'a plus quitté : pourquoi ces deux étages ne se parlent-ils jamais ? Pourquoi avons-nous construit des institutions, des vocabulaires, des rituels et des spécialités entièrement séparés pour accueillir un être qui vient et pour accompagner un être qui s'en va, alors qu'il s'agit du même mystère saisi par ses deux bords ? Et pourquoi, surtout, l'un de ces deux bords est-il célébré, photographié, annoncé sur les réseaux, tandis que l'autre est déplacé vers des chambres discrètes au bout des couloirs ?

La question est devenue un carnet, le carnet est devenu un séminaire, le séminaire est devenu ce livre. Entre-temps, plusieurs centaines d'heures d'accompagnement ont continué de nourrir, de corriger et parfois de démolir mes hypothèses. Je peux dire honnêtement que je n'ai pas écrit ce que je pensais savoir en commençant. J'ai écrit ce que les personnes accompagnées m'ont contraint à apprendre.

0.2.2 Position de l'auteur : prêtre, psychologue et intervenant en soins spirituels

Un auteur doit dire d'où il parle. Je le fais d'autant plus volontiers que ma position comporte, en même temps que des accès privilégiés, des risques d'aveuglement que le lecteur a le droit de connaître.

En tant que prêtre catholique, je crois à la résurrection, que je célèbre les sacrements des malades, et que la mort n'est pas pour moi une pure annihilation. Le risque de cette position est évident : la tentation de consoler trop vite, de recouvrir l'angoisse d'une espérance qui n'a pas encore été gagnée, de répondre théologiquement à une question qui était d'abord un cri. J'ai vu des accompagnants — j'en ai été — dégainer l'éternité comme on dégaine un pansement. Le mourant, lui, sent immédiatement que l'on vient de fuir.

Ma formation multidisciplinaire m'a donné des outils pour repérer un mécanisme de défense, distinguer une démoralisation d'une dépression caractérisée, entendre ce qu'une demande de mort dit avant de dire ce qu'elle réclame. Le risque, ici, est symétrique du précédent : la tentation de tout ramener à un processus psychique, de traiter une quête spirituelle comme un symptôme, et de désamorcer par l'interprétation une parole qui demandait seulement à être reçue.

Je suis enfin intervenant en soins spirituels en milieu hospitalier et dans une communauté résidentielle de Montréal, auprès de personnes âgées dont beaucoup viennent de la région africaine des Grands Lacs. Cette position de terrain m'a appris trois choses que l'université ne m'avait pas apprises : que la fin de vie se joue autant dans les détails matériels que dans les grandes questions ; que l'exil modifie profondément la manière de mourir, parce qu'il déplace les rites, éloigne les tombeaux et disperse les témoins ; et qu'un accompagnant est d'abord quelqu'un qui reste quand les autres sortent.

Ces trois casquettes ne se superposent pas sans tension. J'ai choisi de ne pas dissimuler ces tensions mais de les rendre visibles. Le lecteur trouvera donc dans ce livre des chapitres franchement confessant, notamment aux chapitres 16 et 17, et des chapitres qui s'imposent une neutralité descriptive stricte, notamment aux chapitres 21, 22 et 25. Ce n'est pas une incohérence : c'est le refus d'une fausse unité qui ne servirait ni la foi ni la science.

0.2.3 Remerciements et engagement de confidentialité clinique

Ma dette est d'abord envers les personnes accompagnées et leurs familles. Elles ne liront pas ce livre — la plupart sont mortes avant qu'il ne soit écrit. Je leur dois pourtant l'essentiel de ce qu'il contient, et j'ai contracté envers elles une obligation dont je veux rendre compte publiquement.

Aucune personne réelle n'est identifiable dans ces pages. Les prénoms sont fictifs, les âges déplacés, les diagnostics secondaires modifiés, les métiers et les origines remplacés par des équivalents fonctionnels ; plusieurs situations ont été délibérément recomposées à partir de deux ou trois histoires distinctes afin de rompre tout fil de reconnaissance. Cette « pseudonymisation » intégrale a un coût : elle appauvrit parfois la singularité savoureuse d'une histoire vraie. Je l'ai accepté sans hésiter. Un accompagnant qui monnaye en récits la confiance qu'on lui a faite au seuil de la mort trahit exactement ce qu'il prétend servir.

Ma reconnaissance va ensuite aux équipes soignantes qui m'ont accueilli comme un partenaire et non comme un visiteur toléré ; aux médecins et aux infirmières qui ont accepté de relire les développements cliniques et de corriger mes approximations ; à mes étudiants, dont les objections ont fait plus pour ce livre que bien des lectures ; à ma famille, qui a supporté les absences que l'écriture exige. Les erreurs qui subsistent m'appartiennent en propre.

0.3 INTRODUCTION GÉNÉRALE : LE PARADOXE DE L'ENTRE-DEUX-MONDES

0.3.1 Le constat inaugural : naître et mourir dans le même souffle

Chaque année, à l'échelle de la planète, environ soixante millions d'êtres humains meurent et près du double naissent. Ces deux nombres décrivent le même phénomène vu de ses deux extrémités : une population qui se renouvelle intégralement en quelques générations, sans qu'aucun individu n'échappe à la règle. Au Québec, ce sont plus de soixante-dix mille personnes qui décèdent annuellement, dont une majorité au terme d'une maladie chronique évolutive prévisible — c'est-à-dire dans des conditions où l'accompagnement était possible, planifiable, et où il aurait dû être offert.

Ce constat statistique dissimule mal un fait plus troublant. Nous sommes la première civilisation à disposer d'une puissance médicale considérable sur la fin de vie et, simultanément, d'une compétence culturelle presque nulle pour la traverser. Nos ancêtres mouraient plus tôt, plus vite et plus mal du point de vue de la douleur physique ; ils mouraient cependant entourés d'un dispositif symbolique dense — rites, prières, veillées, gestes codifiés — qui donnait à chacun, mourant et survivants, une conduite à tenir. Nous avons hérité de la maîtrise antalgique et perdu la grammaire du passage. Nous savons ce qu'il faut injecter ; nous ne savons plus quoi dire.

Il faut ajouter que la mort a changé de rythme. Elle n'est plus, dans la majorité des cas, l'événement soudain qu'elle fut longtemps : elle est devenue un processus, étiré sur des semaines ou des mois, ponctué d'annonces successives, de rémissions trompeuses et de décisions à prendre. Cette temporalité nouvelle crée un espace inédit dans l'histoire humaine : un long entre-deux où la personne n'est plus tout à fait dans le monde des vivants actifs et pas encore dans celui des morts. C'est cet espace que ce livre se propose d'habiter.

0.3.2 Le paradoxe de l'entre-deux-mondes : de la salle de naissance à la chambre d'agonie

Le paradoxe qui donne son titre à cet ouvrage peut s'énoncer en une phrase : nous naissons pour mourir, et cette évidence, qui devrait ruiner tout projet humain, ne le ruine pas. Elle produit même l'inverse. C'est parce qu'il est fini que l'être humain aime, bâtit, transmet, pardonne et espère. Une existence indéfinie n'aurait aucune urgence, donc aucune intensité, donc probablement aucun sens.

La formule est facile ; l'expérience ne l'est pas. Il y a une différence de nature entre savoir que l'on mourra un jour et apprendre, un mardi après-midi, dans un bureau où la boîte de mouchoirs a été discrètement rapprochée, que ce sera dans six mois. La première proposition est une abstraction que tout le monde admet ; la seconde est un séisme qui reconfigure instantanément la totalité d'une biographie. Toute la difficulté de l'accompagnement tient dans ce passage de l'abstrait au daté.

La naissance et la mort se répondent d'ailleurs plus étroitement qu'on ne le dit. L'une et l'autre sont des passages que nul ne traverse en spectateur, que nul n'accomplit deux fois, que nul ne peut raconter de l'intérieur — nous ne nous souvenons pas de notre naissance et nous ne rapporterons pas notre mort. L'une et l'autre exigent une séparation physique et une rupture d'enveloppe. L'une et l'autre, enfin, ne s'accomplissent jamais seules : il faut quelqu'un pour accueillir celui qui vient, quelqu'un pour accompagner celui qui part. C'est cette symétrie que la modernité a brisée en célébrant le premier seuil et en médicalisant le second jusqu'à le rendre invisible.

De là l'image de l'entre-deux-mondes. Le patient en fin de vie n'est ni un vivant ordinaire — il est déjà retranché des projets, des agendas, du futur — ni un mort — il pense, désire, souffre, ironise, réclame du sel dans sa soupe et des nouvelles de son petit-fils. Il occupe une zone que notre langage ne sait pas nommer, et c'est peut-être là l'origine du malaise qui vide si vite les chambres. On ne sait pas comment parler à quelqu'un qui n'est plus classable.

0.3.3 Les enjeux contemporains : vieillissement, technicisation du mourir, extension de l'aide médicale à mourir

Trois transformations rendent cette réflexion urgente plutôt que spéculative.

La première est démographique. Le vieillissement des sociétés occidentales, conjugué à l'allongement de l'espérance de vie et à la chronicisation des maladies autrefois mortelles, produit mécaniquement une augmentation du nombre de personnes qui mourront lentement, avec des besoins d'accompagnement prolongés, dans un contexte où les solidarités familiales sont géographiquement dispersées. Le nombre de mourants augmente pendant que le nombre de personnes disponibles pour les accompagner diminue. Aucune politique publique n'a encore pris la mesure de ce ciseau.

La deuxième est technique. La médecine sait aujourd'hui suppléer des fonctions vitales pendant des durées considérables. Cette capacité, qui sauve d'innombrables vies, a créé une catégorie de situations que l'histoire ne connaissait pas : celles où la mort n'arrive plus, mais où la vie ne revient pas non plus. La question n'est plus seulement « que peut-on faire ? » mais « jusqu'où doit-on faire ? », et cette seconde question n'est pas médicale. Elle est éthique, philosophique et, pour beaucoup, religieuse. Or nous continuons de la poser à des professionnels que l'on n'a formés qu'à la première.

La troisième est législative et morale. Le Québec, puis le Canada, ont progressivement ouvert et élargi l'accès à l'aide médicale à mourir. Quelle que soit la position que l'on adopte sur cette évolution — et le chapitre 22 y consacre l'analyse détaillée qu'elle mérite —, une conséquence est incontestable : l'accompagnement de fin de vie s'exerce désormais dans un cadre où la mort peut être demandée, planifiée et administrée. Cela modifie la relation soignante, la parole des familles, la conscience des intervenants et jusqu'au sens des mots que nous employons. Un livre sur l'accompagnement qui ferait l'économie de ce fait serait un livre écrit pour un pays qui n'existe plus.

À ces trois transformations s'en ajoute une quatrième, plus discrète, que je tiens pour décisive : le pluralisme. Dans une unité de soins montréalaise, la personne qui meurt peut être, catholique pratiquante, musulmane, bouddhiste, agnostique convaincue, ou porteuse d'une cosmologie africaine traditionnelle que sa famille pratique sans jamais la nommer. L'accompagnant qui ne dispose que d'une seule grammaire spirituelle sera muet dans la majorité des chambres. C'est la raison pour laquelle la quatrième partie de cet ouvrage consacre un chapitre entier aux grandes traditions, non par éclectisme, mais par nécessité professionnelle.

0.3.4 Pourquoi un regard pluridisciplinaire ? Le refus des réductionnismes

On pourrait écrire sur la fin de vie depuis une seule discipline. La bibliothèque en témoigne : il existe d'excellents ouvrages de médecine palliative, d'excellents essais philosophiques sur la finitude, d'excellentes théologies de l'espérance et d'excellentes études sociologiques du deuil. Le problème n'est pas leur qualité, il est leur cloisonnement. Chacun de ces regards, laissé seul, produit un réductionnisme identifiable.

Le réductionnisme biomédical traite la fin de vie comme un problème de contrôle des symptômes. Il est indispensable et il est insuffisant : une douleur parfaitement soulagée peut coexister avec une détresse existentielle intacte, et l'on voit des patients confortables demander à mourir non pas parce qu'ils souffrent physiquement, mais parce qu'ils ne trouvent plus à qui adresser leur vie.

Le réductionnisme psychologique traite la détresse spirituelle comme un symptôme à traiter. Il repère finement les mécanismes, mais il tend à disqualifier le contenu : lorsqu'un mourant dit qu'il a peur du jugement, l'interpréter aussitôt comme une culpabilité névrotique, c'est refuser d'entendre qu'il pose peut-être une vraie question.

Le réductionnisme théologique traite la mort comme un passage dont le sens est déjà connu. Il apporte une espérance dont j'atteste la puissance, mais il court le risque de survoler le corps, la douleur, l'angoisse et le concret des derniers jours, comme si l'âme mourait sans chair.

Le réductionnisme sociologique, enfin, traite le mourir comme une construction culturelle. Il éclaire magnifiquement nos dénis collectifs, mais il peut laisser le lecteur avec une critique brillante et aucune conduite à tenir mardi prochain, à quinze heures, chambre 412.

Le pari de ce livre n'est qu'aucun de ces quatre regards ne peut être supprimé et qu'aucun ne peut être hiérarchisé une fois pour toutes. Selon le moment, c'est le médecin qui doit parler le premier, ou le psychologue, ou l'aumônier, ou personne. L'art de l'accompagnement consiste précisément à savoir lequel des quatre est requis à cet instant précis, pour cette personne précise — et à accepter de se taire quand c'est le tour d'un autre. C'est cette compétence de discernement, davantage qu'un savoir supplémentaire, que l'ouvrage cherche à former.

0.4 CADRE ÉPISTÉMOLOGIQUE

0.4.1 Problématique générale de la recherche

La problématique de cet ouvrage naît d'une contradiction observable sur le terrain. D'un côté, les soins palliatifs ont accompli en cinquante ans des progrès considérables dans la maîtrise de la douleur physique et dans l'organisation de l'accompagnement. De l'autre, les équipes rapportent une détresse persistante, parfois croissante, chez des patients dont les symptômes sont pourtant bien contrôlés. Autrement dit : le confort a progressé beaucoup plus vite que le sens.

Cette contradiction suggère que la souffrance de fin de vie comporte une composante irréductible aux catégories médicales et psychologiques ordinaires. Cicely Saunders l'avait nommée dès les origines du mouvement palliatif sous le concept de douleur totale, en y intégrant explicitement une dimension spirituelle. Or c'est précisément cette dimension qui demeure la moins outillée, la moins enseignée et la moins évaluée dans les dispositifs contemporains. La problématique peut donc se formuler ainsi : comment penser et organiser un accompagnement qui prenne au sérieux la dimension existentielle et spirituelle du mourir, dans une société pluraliste et sécularisée où le langage religieux traditionnel n'est plus disponible pour la majorité des personnes accompagnées ?

0.4.2 Question de recherche principale et questions secondaires

La question principale s'énonce en ces termes : en quoi la reconnaissance explicite du paradoxe existentiel — naître pour mourir — transforme-t-elle les conditions concrètes de l'accompagnement des personnes en soins palliatifs ?

Quatre questions secondaires en découlent. Premièrement, quels renoncements successifs le patient traverse-t-il réellement, et dans quel ordre, avant le renoncement final à la vie elle-même ? Deuxièmement, quelles ressources les grandes traditions philosophiques et religieuses offrent-elles à un accompagnant qui ne peut ni les imposer ni les ignorer ? Troisièmement, à quelles conditions l'accompagnement spirituel peut-il être proposé sans devenir prosélytisme ni se dissoudre dans une neutralité vide ? Quatrièmement, quels dispositifs institutionnels permettent de soutenir durablement les accompagnants eux-mêmes, dont l'épuisement constitue le principal facteur de dégradation de la qualité du soin ?

0.4.3 Hypothèses de travail

Trois hypothèses structurent l'enquête et seront reprises, discutées et évaluées dans la conclusion générale.

La première hypothèse est anthropologique. Elle soutient que la souffrance de fin de vie ne se réduit ni à la douleur physique ni à la détresse psychique, mais comporte une dimension proprement existentielle, liée à la question du sens et de la destination, qui persiste même lorsque les deux premières sont traitées. Si cette hypothèse est vraie, elle implique qu'un dispositif de soins qui n'adresse que la douleur et l'anxiété laissera nécessairement une part de la souffrance intacte.

La deuxième hypothèse est clinique. Elle soutient que le patient en fin de vie ne traverse pas un deuil unique — celui de sa vie — mais une série ordonnée de deuils partiels : deuil du corps, de l'autonomie, des rôles sociaux, des biens, de l'avenir, des liens. Si cette hypothèse est vraie, elle implique que l'accompagnement doit être séquentiel et non global, et qu'il doit savoir reconnaître à quel deuil précis la personne est en train de travailler à un moment donné.

La troisième hypothèse est éthique et institutionnelle. Elle soutient que la qualité de l'accompagnement dépend moins de la compétence individuelle des intervenants que de la capacité de l'institution à soutenir leur propre vulnérabilité. Si cette hypothèse est vraie, elle implique que les dispositifs de régulation — supervision, groupes de parole, espaces d'analyse des pratiques — ne sont pas un confort périphérique mais une condition de la qualité clinique.

0.4.4 Cadre théorique de référence

L'ouvrage mobilise quatre corps théoriques articulés plutôt que juxtaposés.

Le cadre philosophique s'appuie principalement sur la tradition existentielle et phénoménologique : l'analytique heideggérienne de l'être-pour-la-mort pour penser le rapport anticipé à la finitude, l'éthique lévinassienne du visage pour fonder la responsabilité envers autrui mourant, et la réflexion-Ricœur sur l'identité narrative pour comprendre comment une vie se raconte au moment où elle s'achève.

Le cadre psychologique combine l'apport historique de Kübler-Ross sur les étapes du mourir, ses critiques contemporaines et les modèles d'oscillation qui leur ont succédé, la logothérapie de Frankl pour la question du sens dans la souffrance, et les travaux sur le deuil anticipé et le deuil compliqué.

Le cadre théologique s'enracine dans la tradition catholique — théologie de la croix, eschatologie, doctrine de la communion des saints

— tout en s'ouvrant, au chapitre 15, à une comparaison sérieuse avec les autres grandes traditions et avec les cosmologies africaines, dont l'ouvrage soutient qu'elles sont sous-représentées dans la littérature palliative francophone.

Le cadre clinique et sociologique, enfin, s'appuie sur la philosophie des soins palliatifs issue de Cicely Saunders, sur l'histoire des mentalités de Philippe Ariès concernant l'évolution des attitudes occidentales devant la mort, et sur les données organisationnelles et législatives propres au contexte québécois et canadien.

0.4.5 Délimitation du champ et ce que ce livre n'est pas

Une recherche se définit autant par ce qu'elle exclut que par ce qu'elle traite.

Cet ouvrage porte sur la fin de vie adulte. Les soins palliatifs pédiatriques et néonatals, qui possèdent leurs logiques propres, ne sont abordés qu'incidemment, au chapitre 1 pour le deuil périnatal et au chapitre 24 pour l'enfant témoin de la mort d'un proche. Ils mériteraient un volume distinct.

Cet ouvrage n'est pas un manuel de médecine palliative. Il expose le raisonnement clinique et son cadre éthique ; il ne fournit ni posologies, ni protocoles, ni arbres décisionnels utilisables au chevet. Les développements du chapitre 21 supposent un lecteur professionnel qui se référera aux guides de pratique en vigueur.

Cet ouvrage n'est pas non plus un plaidoyer confessionnel. Il ne cherche pas à convertir le lecteur, ni à démontrer la vérité d'une eschatologie. Il cherche à montrer ce que différentes traditions rendent possible dans l'accompagnement, et à outiller des intervenants dont beaucoup ne partagent pas la foi de l'auteur.

Enfin, cet ouvrage n'est pas une prise de position militante sur l'aide médicale à mourir. Le chapitre 22 expose les modèles, les arguments et les lignes de fracture ; il indique clairement où se situe la tradition dont l'auteur relève, sans transformer l'analyse en procès. Le lecteur qui cherche un réquisitoire, dans un sens ou dans l'autre, sera déçu — et c'est délibéré.

0.5 MÉTHODOLOGIE D'INVESTIGATION ET STRUCTURE DE L'OUVRAGE

0.5.1 Méthodologie documentaire : constitution et critique du corpus

Le corpus documentaire a été constitué en quatre ensembles correspondant aux quatre cadres théoriques : littérature clinique en soins palliatifs, littérature psychologique du deuil et de la finitude, littérature philosophique sur la mort, et littérature théologique et anthropologique religieuse. La priorité a été donnée aux sources francophones, non par préférence linguistique mais parce que le lectorat visé exerce en français et doit pouvoir remonter aux textes cités. Lorsque la référence anglophone était incontournable, la traduction est signalée par la mention explicite « [Notre traduction] ».

Deux précautions ont été prises. D'une part, les données statistiques et législatives évoluant rapidement, celles qui figurent dans cet ouvrage sont datées et devront être vérifiées par le lecteur pour toute utilisation professionnelle. D'autre part, la littérature palliative contient un fonds de convictions transmises comme des évidences — sur la dépendance aux opioïdes, sur les étapes du deuil, sur les prétendus besoins spirituels universels — dont plusieurs résistent mal à l'examen. Elles sont signalées et discutées plutôt que reprises.

0.5.2 Approche clinique : observation de terrain, études de cas et pseudonymisation

Le matériau clinique provient de la pratique d'accompagnement de l'auteur en milieu résidentiel et hospitalier, consignée sous forme de notes rédigées après les rencontres et jamais pendant. Ces notes ne constituent pas un protocole de recherche formel : il s'agit d'une observation participante de praticien, avec les forces et les limites de ce genre. Sa force est l'accès à une parole que nul questionnaire ne recueille. Sa limite est l'absence de dispositif de contrôle des biais de l'observateur, que le recours systématique à la littérature vient partiellement compenser.

Toutes les situations rapportées ont été pseudonymisées selon la procédure décrite dans l'avertissement liminaire. Les cas figurant dans l'annexe E sont présentés dans un format standardisé — situation, enjeu, intervention, analyse — afin de permettre leur usage en formation.

0.5.3 Conventions rédactionnelles

Les références suivent les normes de l'American Psychological Association, septième édition, avec appel dans le corps du texte et bibliographie générale classée thématiquement en fin de volume. Les notes de bas de page sont réservées aux précisions techniques et aux renvois internes ; elles ne portent pas de contenu indispensable à la compréhension, de sorte que le lecteur pressé peut les ignorer sans perte.

Les termes techniques — médicaux, juridiques, philosophiques et théologiques — sont définis à leur première occurrence et repris dans le glossaire de l'annexe A. Les mots et locutions en langue étrangère, y compris les termes latins, grecs, sanskrits ou kirundi, sont composés en italique et suivis d'une traduction entre parenthèses.

0.5.4 Architecture de l'ouvrage

L'ouvrage suit une progression déductive en cinq parties, du plus général au plus concret. La première partie établit les fondements conceptuels et fait l'état de la question. La deuxième interroge philosophiquement le paradoxe lui-même. La troisième décrit l'expérience psychologique et sociale de la finitude. La quatrième explore les ressources des traditions religieuses et spirituelles. La cinquième, la plus volumineuse, redescend entièrement au chevet du malade : postures, cadre éthique et légal, contrôle des symptômes, rituels, accompagnement des familles — y compris les deuils collectifs, historiques et interdits que la catastrophe, la guerre, le crime de masse ou le déni politique peuvent produire —, santé des équipes et politiques publiques.

Une dernière indication. Ce livre traite d'un sujet qui ne se lit pas comme les autres. Il est probable que certaines pages atteindront le lecteur là où il ne s'y attendait pas, parce qu'un souvenir remontera ou parce qu'une situation en cours résonnera trop fort. Il n'y a aucun mérite à finir un chapitre d'une traite. Poser le livre, marcher, et y revenir plus tard fait partie d'une lecture réussie.

GUIDE DE LECTURE

Trois parcours selon votre situation

> *Ce guide est destiné au lecteur qui veut aller directement à ce qui le concerne. L'ouvrage peut être lu dans l'ordre ou par parcours. Ces trois chemins peuvent se combiner librement.*

Parcours 1 — Pour le soignant, l'infirmier, le préposé, le bénévole

Vous êtes au quotidien au chevet des patients. Vous n'avez pas toujours le temps ni l'envie d'un long développement théorique avant d'arriver au concret. Commencez par la Cinquième Partie (chapitres 19 à 26) : elle décrit des postures, des conduites et des protocoles directement applicables. Lisez ensuite les chapitres 10, 11 et 13 pour comprendre ce que vous observez chez les patients et leurs familles sans toujours savoir le nommer. Le chapitre 25, sur la souffrance des équipes, vous concerne particulièrement.

Les vignettes de Kizito Mihigo — encadrés à fond bleu clair, repérables immédiatement dans chaque chapitre — peuvent être lues indépendamment du reste, comme des moments de respiration entre deux sections techniques. Leur structure est toujours la même : titre en gras, paraphrase de l'idée maîtresse en italique, puis commentaire reliant la musique à la clinique.

Parcours 2 — Pour l'intervenant pastoral, spirituel ou religieux

Vous accompagnez des mourants et des endeuillés depuis la foi, avec ou sans mandat institutionnel. Votre parcours naturel passe par la Quatrième Partie (chapitres 15 à 18) sur les traditions, l'eschatologie et la spiritualité laïque, puis par la Deuxième Partie (chapitres 6 à 9) pour les fondements philosophiques. Lisez ensuite les chapitres 19, 23 et 24 pour l'articulation avec le soin concret.

Le chapitre 22 sur l'aide médicale à mourir vous concernera particulièrement si vous exercez au Québec ou au Canada : il expose clairement la position de l'Église catholique — ce qu'elle accepte, ce qu'elle refuse et ce qu'elle critique dans l'évolution législative — et donne les outils pour accompagner des personnes qui ont fait des choix différents des vôtres.

Parcours 3 — Pour le proche, la famille, l'endeuillé

Vous accompagnez quelqu'un qui meurt, ou vous portez un deuil. Vous n'avez pas à lire cet ouvrage en entier. Allez directement aux chapitres 11, 12, 13, 23 et 24. Vous y trouverez une description précise de ce que traverse la personne que vous accompagnez, de ce que vous traversez vous-même, et des conduites concrètes pour les moments les plus difficiles. Le glossaire en annexe A vous donnera en quelques lignes le sens d'un terme médical ou juridique entendu dans un couloir.

Si la démarche spirituelle est importante pour vous, les chapitres 15, 16 et 17 vous offriront un cadre de réflexion, quelle que soit votre appartenance. Si la question de la mort d'un jeune proche vous concerne directement, le chapitre 11.6 et la vignette 13 y sont entièrement consacrés.

0.6 LES VIGNETTES DE KIZITO MIHIGO : PRÉSENTATION ET MODE D'EMPLOI

0.6.1 Pourquoi un musicien dans un ouvrage de soins palliatifs

Cet ouvrage comporte un dispositif inhabituel dans la littérature palliative : une série de vignettes adossées à l'œuvre d'un musicien rwandais, Kizito Mihigo. Il convient d'en expliquer d'emblée la raison, sous peine de laisser croire à un ornement.

La médecine palliative dispose d'un vocabulaire technique remarquablement précis et d'une pauvreté symbolique tout aussi remarquable. Elle sait nommer une dyspnée réfractaire ; elle ne sait pas dire ce que traverse celui qui la subit. Les traditions savaient le dire, et elles le disaient par le chant. Toutes les cultures ont confié à la voix chantée, et non au discours, la charge de porter le deuil, d'accompagner l'agonie et de nommer ce que la prose ne saisit pas.

Il se trouve qu'un compositeur contemporain, formé à la musique sacrée et lui-même orphelin, a consacré une part de son œuvre à une question qui est précisément celle de ce livre : quel sens donner à la mort, et que faire de la souffrance qu'elle laisse aux vivants ? Introduire son travail dans un ouvrage clinique n'est donc pas un écart : c'est reconnaître qu'une part de ce que nous cherchons à formuler a déjà été formulée ailleurs, et mieux.

0.6.2 Éléments biographiques

Kizito Mihigo, né en 1981 au Rwanda, est un compositeur, organiste et chanteur de musique sacrée. Orphelin très jeune, il entra au séminaire de Butare, puis se forma au Conservatoire de musique de Paris. Son répertoire, largement liturgique, mêle formes chorales occidentales et langue kinyarwanda.

De retour dans son pays, il fonda une organisation vouée à la paix et à la réconciliation, la Fondation Kizito Mihigo pour la Paix, et consacra une grande part de son activité à des interventions dans les écoles et les prisons. Son répertoire, largement liturgique, mêle formes chorales occidentales et langue kinyarwanda.

En mars 2014, il publia une composition intitulée ***Igisobanuro cy'urupfu***, que l'on peut traduire par ***la signification de la mort***, présentée comme un requiem de réconciliation. Il y appelait à honorer la mémoire des morts et à étendre la compassion à toutes les victimes, sans restriction. Cette œuvre le rendit à la fois célèbre et contesté.

Il mourut à Kigali en février 2020, à trente-huit ans. Ce qui demeure est son œuvre : des centaines de compositions, des chorales formées, des communautés accompagnées dans leur deuil et leur espérance.

0.6.3 Ce que ce livre retient et ce qu'il écarte

Une clarification s'impose ici, et elle engage la crédibilité de l'ensemble de l'ouvrage. Ce que cet ouvrage retient est d'un autre ordre : une pensée de la mort, portée par un artiste croyant, formulée en musique, et dont trois propositions concernent directement l'accompagnement des mourants. La première est que la mort n'est jamais bonne, quelle qu'en soit la cause, ce qui interdit toute esthétisation du mourir. La deuxième est que la souffrance ne devient supportable que lorsqu'elle cesse d'être défendue comme une propriété exclusive et qu'elle s'ouvre à celle d'autrui. La troisième est que la mémoire des morts oblige les vivants, et que cette obligation prend la forme d'un chant plutôt que d'un discours.

Ces trois propositions sont anthropologiques et théologiques. Elles se discutent comme telles, indépendamment de tout contexte national, et c'est à ce titre seul qu'elles interviennent ici.

0.6.4 Construction des vignettes et régime de citation

Chaque vignette suit une structure constante. Elle indique l'œuvre de référence, énonce en encadré l'idée maîtresse sous forme de paraphrase, puis développe un commentaire qui articule le propos musical au chapitre dans lequel la vignette est insérée.

Le régime de citation retenu appelle une précision, car il détermine ce que le lecteur trouvera et ne trouvera pas dans ces pages. Cet ouvrage ne reproduit pas les paroles des compositions, ni en langue originale ni en traduction. Il procède par citation indirecte : les idées sont rapportées, reformulées et discutées, comme il est d'usage pour toute œuvre protégée dont on rend compte. Ce procédé, qui relève de l'analyse et non de la reproduction, n'appelle aucune autorisation particulière et se pratique ici exactement comme pour les autres auteurs cités dans ce livre.

Les formulations figurant dans les encadrés sont donc des paraphrases rédigées par l'auteur, et non des transcriptions. Elles condensent une idée ; elles ne restituent pas des mots. Si une reproduction littérale devait être introduite ultérieurement, elle demeurerait brève, attribuée avec sa source complète, et subordonnée à la fonction d'illustration critique.

0.6.5 Répartition des vignettes dans l'ouvrage

Treize vignettes sont insérées dans le corps du texte, à des endroits où le discours théorique atteint sa limite. Sept dans les parties conceptuelles et cliniques : au chapitre 2 sur le refus de qualifier la mort de bonne, au chapitre 6 sur le consentement à la finitude, au chapitre 8 sur l'œuvre comme trace laissée, au chapitre 9 sur le refus d'expliquer le mal, au chapitre 11 sur la condition d'orphelin et sur la mort prématurée, au chapitre 12 sur le deuil privé de sépulture, au chapitre 14 sur la mort en diaspora.

Six autres dans les parties spirituelles et pratiques : au chapitre 15 sur les cosmologies africaines et la communauté invisible, au chapitre 17 sur l'espérance qui n'escamote pas la perte, au chapitre 18 sur la détresse spirituelle et le pardon de soi, au chapitre 23 sur le chant comme rituel d'adieu au chevet, au chapitre 26 sur la mémoire des morts comme obligation collective, et enfin la vignette centrale du chapitre 11.6 consacrée à la fécondité d'une vie brève.

PREMIÈRE PARTIE. REVUE DE LA LITTÉRATURE ET FONDEMENTS CONCEPTUELS

Comprendre les notions fondamentales de la naissance, de la vie et de la mort

CHAPITRE 1 LA NAISSANCE : UN COMMENCEMENT OU LE DÉBUT D'UNE FIN ?

1.1 Perspectives historiques et anthropologiques de la nativité

1.1.1 Les représentations de la naissance à travers les âges

L'histoire des mentalités a beaucoup écrit sur la mort et fort peu sur la naissance, comme si le premier seuil allait de soi. Les travaux de Gélis (1984) ont pourtant montré que l'Occident préindustriel entourait la venue au monde d'un dispositif symbolique aussi dense que celui du trépas : gestes prescrits, présence obligée des femmes du voisinage, objets protecteurs, rituelle des temporalités. Laget (1982) a documenté la manière dont ce savoir féminin, transmis hors de l'écrit, a été progressivement disqualifié au profit d'un savoir médical masculin et universitaire.

Ce déplacement n'est pas un simple progrès technique. Il correspond à un changement de statut de l'enfant à naître, qui cesse d'être un membre attendu de la communauté pour devenir un objet de surveillance clinique. Van Gennep (1909) avait identifié dans la naissance le prototype des rites de passage, avec sa séquence de séparation, de marge et d'agrégation. Or c'est précisément la phase de marge — le temps intermédiaire, dangereux, où l'on n'est ni tout à fait dedans ni tout à fait dehors — que la modernité a comprimée jusqu'à la faire disparaître.

Le lecteur pressentira où mène cette observation. La même compression s'est produite à l'autre extrémité de l'existence : l'agonie, elle aussi phase de marge, a été raccourcie, médicalisée et rendue invisible. Naissance et mort ont subi la même opération culturelle, à deux siècles de distance.

1.1.2 La symbolique de la naissance dans les différentes civilisations

Les anthropologues ont depuis longtemps souligné l'universalité de deux motifs. Le premier est celui de la naissance comme arrivée, c'est-à-dire comme venue de quelqu'un qui préexistait ailleurs : dans le monde des ancêtres, dans un réservoir d'âmes, dans la pensée d'une divinité. Thomas (1975, 1982) a montré combien, dans de nombreuses cosmologies africaines, l'enfant qui naît est d'abord un ancêtre qui revient, ce que traduisent les pratiques de nomination et les rites d'identification du revenant.

Le second motif est celui de la naissance comme épreuve. Là où la biomédecine parle d'un processus physiologique, les traditions parlent d'un franchissement risqué qui engage la mère, l'enfant et la communauté. Ce n'est pas de l'obscurantisme : c'est une manière de dire que ce qui se joue excède la mécanique obstétricale. Douglas (1966) a montré que les sociétés investissent de tabous les seuils où les catégories se brouillent, et la naissance en est un cas exemplaire — un corps y devient deux.

Ces deux motifs, arrivée et épreuve, se retrouvent inversés dans les représentations de la mort : départ vers un ailleurs et franchissement risqué. La symétrie n'est pas une coquetterie littéraire ; elle est le socle anthropologique du paradoxe que cet ouvrage explore.

1.1.3 Approches rituelles et anthropologiques de l'accueil du nouveau-né

L'accueil rituel du nouveau-né poursuit trois fonctions repérables dans la plupart des cultures. Il inscrit l'enfant dans une lignée, ce qui suppose que quelqu'un le reconnaisse comme sien. Il le protège symboliquement, notamment durant la période où sa survie demeure incertaine. Il redistribue enfin les places au sein du groupe : une femme devient mère, un homme devient père, des aînés deviennent grands-parents.

Ces trois fonctions ont une portée directe pour le clinicien de fin de vie. Elles indiquent que le seuil n'est jamais franchi par l'individu seul, mais par un système de relations qui se reconfigure autour de lui. Le mourant, exactement comme le nouveau-né, oblige son entourage à changer de position. Cette reconfiguration est l'un des lieux les plus fréquents de la crise familiale, comme le montrera le chapitre 13.

Il faut ajouter que la migration fragilise particulièrement ces dispositifs. Les familles des diasporas se trouvent souvent privées des officiants, des lieux et des témoins que le rite suppose. Elles improvisent alors des formes hybrides, que les équipes soignantes interprètent parfois à tort comme du désordre ou de la surcharge affective.

1.1.4 Nommer l'enfant : le nom comme programme d'existence et annonce de destinée

Dans la région africaine des Grands Lacs, comme dans beaucoup d'aires culturelles, le nom donné à l'enfant n'est pas un simple identifiant administratif : il énonce une circonstance, une dette, une espérance ou une protestation. Il arrive qu'un nom dise la mort — mort d'un aîné, mort redoutée, mort déjouée. L'enfant porte alors dans son appellation même le rappel de la finitude familiale.

Cette observation, marginale en apparence, se révèle précieuse au lit du mourant. Il n'est pas rare qu'une personne en fin de vie revienne longuement sur son propre nom, sur ce qu'il signifiait, sur la personne dont elle le tenait. Ce retour n'est pas une divagation : c'est une tentative de boucler le récit là où il a commencé, ce que Ricœur (1990) décrit comme le travail de l'identité narrative.

L'accompagnant qui sait écouter cette matière onomastique dispose d'une porte d'entrée que les grilles standardisées n'offrent pas. Demander à quelqu'un ce que signifie son nom revient souvent à lui demander, sans le heurter, ce qu'il a fait de sa vie.

1.2 Approches biomédicales contemporaines et leurs limites

1.2.1 La médicalisation de l'accouchement : du sacré au protocole clinique

Le déplacement de la naissance vers l'hôpital constitue l'une des transformations les plus rapides du XXe siècle occidental. En quelques décennies, un événement domestique, féminin et communautaire est devenu un acte hospitalier, technique et surveillé. Foucault (1963) a décrit la constitution du regard clinique qui rend ce déplacement possible ; Illich (1975) en a dénoncé les effets iatrogènes en forgeant la notion d'expropriation de la santé.

Le bilan est ambivalent et il faut le dire sans ironie facile. La mortalité maternelle et néonatale a chuté dans des proportions considérables, et aucune nostalgie n'est légitime devant ce résultat. Mais la médicalisation a simultanément produit une dépossession : la femme qui accouche devient patiente, l'entourage devient visiteur, le savoir se concentre chez des professionnels, et le rite s'efface derrière le protocole. Leboyer (1974), puis Odent, ont formulé une critique qui a nourri les mouvements de réhumanisation de la naissance.

Le parallèle avec les soins palliatifs est direct : ce mouvement de réhumanisation est exactement celui qu'a engagé Cicely Saunders à l'autre extrémité de l'existence, et pour les mêmes raisons.

1.2.2 L'illusion du contrôle de l'origine et les angles morts de la technoscience

Les techniques de procréation médicalement assistée, le diagnostic prénatal et la génomique ont produit un imaginaire du contrôle : celui d'une origine choisie, planifiée, vérifiée. Cet imaginaire est puissant et partiellement fondé. Il comporte cependant un angle mort que la clinique révèle brutalement — l'échec. L'infertilité persistante, l'interruption médicale de grossesse, l'anomalie découverte tardivement confrontent les parents à une contingence que le dispositif technique avait promis d'abolir.

Bydlowski (1997) a analysé la charge psychique particulière de ces situations, où le désir d'enfant se heurte à un réel qui ne cède pas. Le sentiment de faute y est fréquent, disproportionné, et il persiste longtemps.

Cette structure — promesse de maîtrise, puis échec de la maîtrise, puis culpabilité — se rejoue trait pour trait en fin de vie. Le patient dont le traitement échoue se demande souvent ce qu'il a mal fait, comme si la médecine lui avait garanti un résultat. Reconnaître la parenté de ces deux situations aide l'accompagnant à ne pas s'étonner d'une culpabilité apparemment irrationnelle.

1.2.3 Quand la naissance côtoie la mort : prématurité extrême, deuil périnatal et soins palliatifs néonatals

Il existe un domaine où les deux seuils coïncident : la néonatalogie. La prématurité extrême, les malformations létales et la mort in utero placent des équipes et des parents devant une situation que ni le langage de la naissance ni celui de la mort ne suffit à décrire. Soubieux (2008) a décrit la spécificité du deuil périnatal, longtemps minimisé au motif qu'on ne pleure pas quelqu'un que l'on n'a pas connu.

Cette minimisation a produit des décennies de souffrance silencieuse. On sait aujourd'hui que la reconnaissance sociale de la perte — voir l'enfant, le nommer, le photographier, l'inhumer, en parler — constitue un facteur protecteur majeur, alors que l'escamotage, longtemps pratiqué avec les meilleures intentions, favorise le deuil compliqué.

Les soins palliatifs périnatals, développés depuis les années 2000, appliquent au tout début de la vie une philosophie forgée pour sa fin. Ce transfert confirme la thèse centrale de cet ouvrage : les deux seuils relèvent d'une même compétence d'accompagnement, artificiellement séparée par nos organisations.

1.3 Synthèse : la naissance comme première expérience de séparation

Trois enseignements se dégagent de ce chapitre. Premièrement, naissance et mort sont structurellement homologues : passages irréversibles, jamais accomplis en solitaire, jamais racontables de l'intérieur. Deuxièmement, la modernité a soumis les deux seuils à la même opération — médicalisation, technicisation, effacement du rite — et le mouvement palliatif est, à l'autre bout, l'exact analogue des mouvements de réhumanisation de la naissance. Troisièmement, la naissance inaugure la série des séparations dont la mort est le terme : sortie du corps maternel, sevrage, autonomie, départ du foyer, deuils successifs.

Cette dernière proposition mérite d'être retenue, car elle éclaire la deuxième hypothèse de travail formulée en 0.4.3. Si vivre consiste à traverser une série de séparations, alors mourir n'est pas un événement isolé mais l'achèvement d'un apprentissage commencé à la première heure. Le chapitre 11 montrera que le patient en fin de vie ne fait pas autre chose que ce qu'il a fait toute sa vie : renoncer, par étapes, à ce qui le tenait.

CHAPITRE 2 LA MORT : CONCEPTS, DÉFINITIONS ET ÉVOLUTION DES IDÉES

2.1 La mort sous le prisme des sciences dures

2.1.1 Définition biologique et cellulaire : l'inversion des processus vitaux

Biologiquement, la mort n'est pas un instant mais une cascade. L'arrêt de la perfusion tissulaire entraîne une privation d'oxygène, l'effondrement des mécanismes de production d'énergie cellulaire, la rupture des équilibres membranaires, puis l'autolyse. Ce processus n'est ni simultané ni homogène : certains tissus survivent plusieurs heures à l'arrêt cardiaque, ce qui fonde la possibilité même du prélèvement d'organes.

Cette hétérogénéité temporelle a une conséquence conceptuelle décisive. Il n'existe pas, au sens strict, de moment biologique de la mort ; il existe un intervalle. Toute définition qui prétend fixer un instant est donc une décision, non une observation. Cette décision peut être excellente, elle demeure une convention.

Le clinicien ne doit pas voir là une subtilité académique. Les familles demandent régulièrement à quelle heure exactement leur proche est mort, et il y a une manière juste de répondre sans mentir : dire que la mort a été constatée à telle heure, et non qu'elle s'est produite à telle heure.

2.1.2 Définition médicale et critères cliniques : de l'arrêt cardiaque à la mort encéphalique

Jusqu'au milieu du XXe siècle, la mort était définie par l'arrêt cardiorespiratoire. Le développement de la réanimation a rendu ce critère insuffisant : on pouvait désormais entretenir une circulation et une ventilation chez des personnes dont le cerveau était détruit. C'est dans ce contexte que le rapport du comité ad hoc de la Harvard Medical

School (1968) a proposé la notion de coma dépassé, devenue mort encéphalique.

Cette redéfinition, souvent présentée comme un progrès scientifique, a été analysée par plusieurs auteurs comme une décision conjointement médicale, juridique et sociale, motivée notamment par le développement de la transplantation (Lock, 2002). Le constat n'a rien de scandaleux, mais il doit être énoncé : la définition médicale de la mort a une histoire, et cette histoire est liée à des besoins pratiques.

Il en résulte une difficulté persistante pour les familles. Un corps chaud, rose, dont le thorax se soulève régulièrement, est déclaré mort. Aucune pédagogie ne rend cette expérience intuitive, et l'accompagnant doit accepter que la compréhension intellectuelle précède ici de plusieurs jours la conviction affective.

2.1.3 Définition juridique, légiste et constatation officielle du décès

Le droit ne définit pas la mort ; il en organise le constat et les effets. Au Québec, la constatation relève du médecin, le bulletin de décès enclenche les procédures d'état civil, et l'ouverture de la succession, la cessation des mandats et l'exercice des directives anticipées en découlent. Le décès est donc, juridiquement, un fait générateur d'obligations plus qu'une réalité substantielle.

Cette approche fonctionnelle explique la variabilité internationale des critères. Elle explique aussi l'existence de zones grises redoutables : disparition sans corps, décès présumé, prélèvements après arrêt circulatoire contrôlé.

Pour l'accompagnant, l'essentiel tient en une phrase : au moment du décès, la famille est saisie simultanément par une déflagration affective et par une avalanche administrative. Savoir nommer d'avance les démarches à venir, et proposer de les différer de quelques heures, fait partie du soin.

2.2 La mort sous le prisme des humanités

2.2.1 Évolution historique et sociologique : de la mort apprivoisée à la mort cachée

La thèse la plus influente demeure celle d'Ariès (1975, 1977), qui distingue plusieurs régimes successifs d'attitudes occidentales devant la mort : la mort apprivoisée du haut Moyen Âge, familière et publique ; la mort de soi, individualisée à partir du XIIe siècle ; la mort de toi, romantique et pathétique au XIXe ; enfin la mort interdite du XXe siècle, expulsée du domicile vers l'hôpital et frappée d'un interdit de parole.

Vovelle (1983) a nuancé cette périodisation en insistant sur les inégalités sociales et régionales que la synthèse d'Ariès tend à lisser. Elias (1982/1987) a proposé une lecture complémentaire : la solitude des mourants ne résulte pas d'une insensibilité collective, mais d'un processus de civilisation qui a rendu les affects plus difficiles à exprimer en public.

Il faut cependant se garder d'un usage paresseux de la thèse du déni. Zimmermann et Rodin (2004) ont montré que l'affirmation selon laquelle notre société nierait la mort fonctionne souvent, dans la littérature palliative, comme un slogan non vérifié qui sert à justifier la discipline elle-même. La prudence s'impose : nos contemporains parlent beaucoup de la mort, mais rarement de la leur.

2.2.2 Définition philosophique et existentielle de la finitude

La philosophie ne définit pas la mort comme un état mais comme une limite. Épicure soutenait qu'elle n'est rien pour nous, puisque là où elle est nous ne sommes plus. Heidegger (1927/1986) a renversé cette économie en montrant que la mort n'est pas un événement futur mais une structure présente de l'existence : le Dasein est être-pour-la-mort, et c'est cette anticipation qui rend possible une existence authentique.

Jankélévitch (1966) a introduit une distinction devenue classique entre la mort à la troisième personne, objet de savoir, la mort à la deuxième personne, celle du proche, qui seule est réellement éprouvée, et la mort à la première personne, impensable par définition. Cette tripartition est d'un usage clinique immédiat : elle explique pourquoi le mourant et sa famille ne parlent jamais tout à fait de la même chose.

Ricœur (2007), dans des fragments écrits à l'approche de sa propre fin, a déplacé encore l'accent : ce qui importe au mourant n'est pas tant l'après que le fait d'être encore vivant jusqu'au bout, et de l'être reconnu comme tel par autrui.

2.2.3 Définitions théologiques et spirituelles du détachement

Les théologies chrétiennes ont longtemps hésité entre deux langages : celui de l'immortalité de l'âme, hérité du platonisme, et celui de la résurrection des corps, proprement biblique. Ratzinger (1977/1979) a montré que la réduction de l'espérance chrétienne au premier langage constitue un appauvrissement, car elle transforme la mort en simple libération et vide la chair de sa signification.

Les traditions spirituelles convergent en revanche sur une exigence de détachement, entendu non comme indifférence mais comme desserrement de la prise. Ce que les auteurs spirituels appellent dépouillement, la clinique le rencontre sous une forme concrète et non métaphorique : le patient perd ses biens, ses rôles, ses fonctions, ses liens.

Il faut cependant se garder d'une confusion fréquente : ce qu'un patient traverse involontairement n'est pas identique à ce qu'un ascète recherche volontairement. Interpréter une dépossession subie comme une purification spirituelle est une violence pastorale, même bien intentionnée.

VIGNETTE 1 — La mort n'est jamais bonne. *Œuvre de référence : Igisobanuro cy'urupfu (La signification de la mort), 2014.*

> *Idée maîtresse, en paraphrase : aucune mort n'est bonne, quelle que soit la cause qui l'a provoquée.*

Une proposition traverse cette composition et elle a la brièveté d'un axiome : la mort n'est jamais bonne, quelle qu'en soit la cause. Le

compositeur ne distingue pas entre des morts qui seraient acceptables et d'autres qui ne le seraient pas ; il refuse la hiérarchie que les vivants établissent spontanément entre les défunts selon les circonstances de leur fin.
Cette affirmation, formulée en contexte de mémoire collective, s'applique intégralement au chevet d'un malade. Elle interdit deux facilités auxquelles l'accompagnement cède régulièrement. La première consiste à qualifier une mort de belle parce qu'elle fut paisible : la sérénité de l'agonie ne rend pas la perte bonne, elle la rend supportable, ce qui n'est pas la même chose. La seconde consiste à présenter la mort comme une délivrance : formule que les familles emploient pour se protéger, et que l'équipe ne devrait jamais reprendre à son compte.
Le lien avec la sous-section qui précède est direct. Les théologies du détachement, mal maniées, transforment une privation subie en bienfait spirituel. La position tenue ici est plus sobre et plus fidèle à la tradition qu'elle ne le paraît : on peut espérer au-delà de la mort sans jamais consentir à dire qu'elle est bonne.

2.3 Le seuil incertain : trois morts pour un seul homme

2.3.1 Mort biologique, mort sociale et mort symbolique : la désynchronisation moderne

Sudnow (1967) a décrit dans les hôpitaux américains le phénomène de la mort sociale : un patient peut être traité comme déjà mort — on ne lui parle plus, on parle de lui à la troisième personne devant lui, on planifie l'après — alors qu'il est biologiquement vivant. Glaser et Strauss (1965) avaient documenté peu avant les différents contextes de conscience qui organisent ce que chacun sait, ou fait semblant d'ignorer, de l'issue.

On peut donc distinguer trois morts qui, dans les sociétés traditionnelles, coïncidaient à peu près, et que la modernité a désynchronisées : la mort biologique, la mort sociale et la mort symbolique, c'est-à-dire l'effacement du nom dans la mémoire du groupe.

Cette désynchronisation produit les deux pathologies inverses de l'accompagnement. Lorsque la mort sociale précède la mort biologique, le patient est enterré vivant par son entourage. Lorsqu'elle la suit trop longtemps, la famille reste captive d'un lien qui ne se dénoue pas.

2.3.2 Les zones grises : état végétatif, coma prolongé, démence terminale

Certaines situations défont les catégories. L'état végétatif chronique, les états pauci-relationnels et les démences très évoluées confrontent les équipes et les proches à une personne dont on ne sait plus dire si elle est encore là. La question du niveau de conscience résiduelle demeure ouverte, et plusieurs travaux d'imagerie ont montré que l'évaluation clinique classique sous-estime parfois la conscience.

Ces situations engagent des décisions lourdes — poursuite ou arrêt de la nutrition artificielle, intensité des soins — et elles saturent les proches d'une culpabilité anticipée.

La posture recommandable est ici l'humilité méthodique : s'adresser à la personne comme si elle entendait, ne jamais parler d'elle à la troisième personne dans la chambre, et assumer que l'incertitude est un fait clinique et non une défaillance de l'équipe.

2.3.3 Synthèse : pourquoi définir la mort engage déjà une éthique

Ce chapitre conduit à une conclusion qui commandera la suite. Chaque définition de la mort autorise ou interdit des actes : la définition encéphalique rend possible la transplantation, la définition sociale légitime l'abandon relationnel, la définition juridique déclenche des effets patrimoniaux. Définir n'est donc jamais neutre.

Il en résulte une exigence pour l'accompagnant : savoir de quelle mort on parle lorsqu'un interlocuteur emploie le mot. Le médecin qui dit qu'il n'y a plus rien à faire, la famille qui dit qu'il n'est déjà plus là, le patient qui dit qu'il est fini ne parlent pas de la même réalité. Une part considérable des conflits en unité de soins vient de cette homonymie non repérée.

CHAPITRE 3 LES SOINS PALLIATIFS ET LES SOINS DE FIN DE VIE

3.1 Genèse et philosophie du mouvement palliatif

3.1.1 L'héritage de Dame Cicely Saunders et les fondations de l'hospice moderne

L'ouverture du St Christopher's Hospice à Londres, en 1967, marque conventionnellement la naissance des soins palliatifs modernes. Sa fondatrice, Cicely Saunders, avait exercé successivement comme infirmière, travailleuse sociale et médecin, trajectoire qui explique l'originalité de sa conception : ni charité pieuse, ni pure technique antalgique, mais articulation systématique du soin du corps, de l'attention psychosociale et de la disponibilité spirituelle (Clark, 1999, 2018).

Trois innovations lui reviennent en propre. L'administration régulière et anticipée des antalgiques plutôt qu'à la demande, qui a transformé le contrôle de la douleur cancéreuse. L'intégration de la famille dans l'unité de soin. Enfin l'adossement de la pratique à la recherche, qui a permis au mouvement de sortir du registre de la bonne volonté.

Il importe de rappeler que Saunders travaillait depuis une foi chrétienne explicite tout en construisant une institution accueillante à tous. Ce précédent est décisif pour la thèse défendue en 0.2.2 : une position confessionnelle assumée n'interdit pas la rigueur, ni l'hospitalité.

3.1.2 L'introduction historique des soins palliatifs en francophonie

Le monde francophone a connu une diffusion plus tardive et plus heurtée. Au Québec, l'unité fondée au Royal Victoria en 1975 sous l'impulsion de Balfour Mount — à qui l'on doit le terme même de soins palliatifs, retenu parce que le mot hospice avait en français une connotation péjorative —

constitue la première expérience hospitalière du genre en Amérique du Nord.

En France, la reconnaissance institutionnelle intervient plus tard, portée par des figures comme Verspieren (1984) et Abiven (1990), puis inscrite dans la loi à partir de 1999. Castra (2003) a produit de ce processus une sociologie exigeante, montrant que le mouvement palliatif s'est constitué à la fois comme critique de la médecine technicienne et comme nouvelle spécialité en quête de légitimité — position ambivalente dont il n'est jamais complètement sorti.

Mino et Fournier (2008) ont analysé le vocabulaire de ce champ et signalé le risque d'une langue trop douce, où les euphémismes finissent par empêcher de nommer ce qui arrive.

3.1.3 Le concept fondateur de douleur totale

La notion de douleur totale (total pain) est la contribution conceptuelle majeure de Saunders. Elle soutient que la souffrance du malade en fin de vie comporte quatre composantes indissociables : physique, psychologique, sociale et spirituelle, et qu'aucune ne peut être traitée durablement en ignorant les autres.

Cassell (1982) a prolongé cette intuition dans un article devenu classique, en distinguant la douleur, qui affecte un corps, de la souffrance, qui affecte une personne, c'est-à-dire un être doté d'une histoire, de rôles, d'un corps vécu et d'un rapport à la transcendance. Il en tire une conséquence redoutable pour la médecine : une souffrance peut être infligée par un traitement qui soulage parfaitement une douleur.

Ce couple conceptuel constitue le socle théorique de la première hypothèse formulée en 0.4.3. Si la souffrance est un fait de personne et non de tissu, alors sa composante existentielle ne disparaîtra jamais sous l'effet d'un ajustement de posologie.

3.2 Modèles cliniques, organisationnels et législatifs

3.2.1 Rupture paradigmatique : différences fondamentales entre soins curatifs et soins palliatifs

On oppose classiquement deux logiques. La logique curative vise la guérison, considère la mort comme un échec, hiérarchise les décisions selon l'efficacité biologique et mesure ses résultats en durée de survie. La logique palliative vise le confort et le sens, considère la mort comme une issue attendue, hiérarchise les décisions selon la qualité de vie et mesure ses résultats en soulagement et en satisfaction.

Cette opposition, pédagogiquement commode, est aujourd'hui largement dépassée. L'essai de Temel et ses collaborateurs (2010), portant sur des patients atteints d'un cancer pulmonaire métastatique, a montré que l'introduction précoce des soins palliatifs, conjointement au traitement oncologique, améliorait la qualité de vie, réduisait la symptomatologie dépressive et s'accompagnait d'une survie plus longue. Ce résultat contre-intuitif a durablement modifié la représentation du champ.

Le modèle contemporain n'est donc plus séquentiel — d'abord guérir, ensuite pallier — mais intégratif : les deux logiques coexistent, leur pondération se déplaçant progressivement. Murray et ses collaborateurs (2005) ont par ailleurs montré que les trajectoires de déclin diffèrent radicalement selon la pathologie — cancer, défaillance d'organe, fragilité et démence — ce qui interdit tout protocole unique d'anticipation.

3.2.2 Analyse comparée des modèles internationaux d'accompagnement

Quatre grands modèles se distinguent. Le modèle britannique, structuré autour d'hospices largement financés par la philanthropie, dispose d'une forte identité culturelle mais d'un adossement public inégal. Le modèle nord-américain, marqué par le dispositif de l'hospice care, conditionne souvent l'accès à un pronostic estimé et à la renonciation aux traitements actifs, ce qui retarde l'entrée dans le dispositif. Le modèle français privilégie l'intégration hospitalière, avec des unités, des équipes mobiles et des lits identifiés. Le modèle belgo-néerlandais, enfin, a développé les soins palliatifs en parallèle d'une législation permissive sur l'euthanasie, configuration qui alimente un débat international sur leurs interactions.

La commission du Lancet sur la valeur de la mort (Sallnow et al., 2022) a proposé une lecture critique transversale de ces modèles, en soutenant que la mort a été excessivement transférée aux systèmes de santé au détriment des communautés, et en appelant à un rééquilibrage.

L'Atlas mondial publié par l'Organisation mondiale de la santé et la Worldwide Hospice Palliative Care Alliance (2020) rappelle enfin l'essentiel : une très large majorité des personnes qui auraient besoin de soins palliatifs dans le monde n'y ont aucun accès, et cette privation se concentre dans les pays à revenu faible ou intermédiaire.

3.2.3 Le cadre québécois et canadien

Le Québec s'est doté en 2014 d'une Loi concernant les soins de fin de vie, qui organise conjointement l'accès aux soins palliatifs, la sédation palliative continue et l'aide médicale à mourir, et qui institue les directives médicales anticipées. Cette architecture unique en Amérique du Nord place explicitement les trois dispositifs dans un même continuum législatif.

Au niveau fédéral, l'arrêt Carter c. Canada (2015) a invalidé la prohibition pénale du suicide assisté, ouvrant la voie à la loi de 2016, elle-même modifiée en 2021 pour lever l'exigence de mort naturelle raisonnablement prévisible. L'extension aux personnes dont la seule condition invoquée est un trouble mental a fait l'objet de reports successifs.

Le chapitre 22 analysera ce cadre en détail. Il suffit ici de noter sa conséquence structurelle : au Québec, l'accompagnement palliatif s'exerce dans un environnement où la demande de mort est une option légale, ce qui modifie la portée de chaque conversation sur le pronostic.

3.3 Les lieux du mourir aujourd'hui

3.3.1 Quatre écologies du dernier passage

L'hôpital de soins aigus demeure un lieu de décès majeur, alors qu'il est le moins adapté : orienté vers l'intervention, rythmé par les rotations, architecturalement hostile à la présence prolongée des proches. L'unité spécialisée de soins palliatifs offre les meilleures conditions mais reste rare et souvent réservée aux situations complexes. La maison de soins palliatifs, très développée au Québec, propose un modèle intermédiaire d'inspiration domestique. Le milieu d'hébergement de longue durée accueille une part croissante des décès de personnes très âgées, avec des ressources palliatives fréquemment insuffisantes. Le domicile, enfin, correspond au souhait majoritairement exprimé mais reste minoritaire dans les faits.

Gomes et Higginson (2006) ont identifié les facteurs qui déterminent effectivement le lieu du décès : l'intensité du soutien à domicile et la présence d'un proche aidant disponible pèsent davantage que la préférence exprimée. Autrement dit, mourir chez soi n'est pas un choix individuel, c'est une possibilité socialement distribuée.

L'accompagnant doit en tirer une conséquence pratique : promettre à un patient qu'il mourra chez lui sans avoir évalué la charge réelle qui pèsera sur son entourage revient à préparer une hospitalisation en urgence et un sentiment d'échec familial.

3.3.2 Les déserts palliatifs : inégalités d'accès

L'accès aux soins palliatifs est inégal selon trois axes convergents. Géographiquement, les régions éloignées disposent rarement d'équipes spécialisées. Du point de vue diagnostic, l'offre demeure centrée sur le cancer, alors que les insuffisances cardiaques, respiratoires, rénales et neurodégénératives représentent une part majeure des décès. Socialement, les personnes isolées, migrantes, en situation d'itinérance ou de précarité linguistique entrent plus tard dans les dispositifs et y reçoivent moins.

Cette dernière inégalité concerne directement les communautés issues de l'immigration. La barrière linguistique, la méfiance envers les institutions, la méconnaissance des dispositifs et la crainte que l'acceptation d'un soin palliatif équivaille à un abandon expliquent des retards d'accès considérables.

On peut résumer le problème en une formule : les soins palliatifs, nés d'une critique de l'inégalité devant la mort, en reproduisent aujourd'hui une part. Le reconnaître est la condition de toute politique correctrice, dont le chapitre 26 esquissera les axes.

CHAPITRE 4 CLARIFICATION TERMINOLOGIQUE ET LEXIQUE SÉMANTIQUE

4.1 La condition du patient : douleur, souffrance et qualité de vie

4.1.1 La douleur physique : composantes nociceptives et neuropathiques

L'Association internationale pour l'étude de la douleur a révisé en 2020 une définition demeurée stable depuis 1979 : la douleur est une expérience sensorielle et émotionnelle désagréable associée, ou ressemblant à celle associée, à une lésion tissulaire réelle ou potentielle (Raja et al., 2020). Deux points de cette formulation méritent attention. La douleur est d'emblée définie comme émotionnelle autant que sensorielle. Et elle ne requiert pas de lésion démontrable, ce qui interdit de la disqualifier lorsque l'imagerie est normale.

Cliniquement, on distingue les douleurs nociceptives, résultant de la stimulation de récepteurs par un processus lésionnel, et les douleurs neuropathiques, résultant d'une atteinte du système somatosensoriel lui-même. Les premières répondent généralement bien aux antalgiques classiques ; les secondes exigent des co-analgésiques spécifiques et sont fréquemment sous-traitées.

La distinction n'a rien d'académique : une douleur neuropathique traitée par simple augmentation des opioïdes produira une sédation sans soulagement, situation que les équipes interprètent parfois à tort comme une composante psychologique.

4.1.2 La souffrance globale : dimensions psychologiques, sociales et existentielles

Cassell (1982, 2004) a établi la distinction opératoire : la douleur affecte un corps, la souffrance affecte une personne. La souffrance survient, écrit-il, lorsqu'une menace pèse sur l'intégrité de la personne, et elle cesse lorsque cette menace se dissipe — ce qui peut arriver sans qu'aucune douleur n'ait diminué.

De cette définition découle une conséquence contre-intuitive pour les soignants : on peut souffrir sans avoir mal, et l'on peut avoir mal sans souffrir. Un patient dont la douleur est intense mais dont il connaît la cause, la durée et l'issue souffre moins qu'un patient à la douleur modérée dont il ignore ce qu'elle annonce.

La composante existentielle a fait l'objet de travaux plus récents. Breitbart et ses collaborateurs (2010, 2015) ont développé et évalué une psychothérapie centrée sur le sens, directement inspirée de Frankl, dont les essais contrôlés montrent une réduction de la détresse spirituelle et du désir de mort précipitée. C'est l'un des rares dispositifs à avoir démontré expérimentalement ce que les cliniciens observaient depuis longtemps.

4.1.3 L'évaluation multidimensionnelle de la qualité de vie en phase terminale

La qualité de vie est un concept fragile parce qu'il est subjectif par construction, qu'il varie dans le temps chez la même personne et qu'il n'est correctement évalué que par l'intéressé. Les évaluations par procuration, sollicitées auprès des proches ou des soignants, sous-estiment systématiquement la qualité de vie déclarée par les patients eux-mêmes.

Ce phénomène, parfois désigné comme paradoxe du handicap ou réponse d'adaptation, désigne la capacité d'une personne à réajuster ses critères internes d'évaluation à mesure que sa situation se dégrade. Il constitue une bonne nouvelle clinique et un piège méthodologique : il rend les mesures longitudinales difficiles à interpréter et il invalide les projections que chacun fait sur ce qu'il jugerait insupportable.

L'implication pratique est directe. Lorsqu'un proche affirme qu'à la place du malade il ne supporterait pas de vivre ainsi, il énonce une projection de bien portant, non un jugement sur la vie réellement vécue par le patient.

4.2 Les postures éthiques : dignité, résilience, accompagnement et espérance

4.2.1 L'ontologie de la dignité humaine : intrinsèque versus perçue

Le mot dignité est aujourd'hui invoqué par des positions opposées, ce qui devrait alerter. Deux acceptions coexistent. La dignité intrinsèque, d'ascendance kantienne et reprise par la tradition chrétienne, est attachée à l'être humain du seul fait qu'il est humain ; elle ne varie ni avec l'état du corps, ni avec l'utilité sociale, ni avec le regard d'autrui. La dignité perçue, ou dignité-sentiment, désigne l'estime qu'une personne se porte et qu'elle croit lire dans le regard des autres ; elle est éminemment variable.

Chochinov (2002) a montré que la perte du sentiment de dignité est fortement associée à la dépendance physique, à l'incontinence, à la perte des rôles, et surtout à la perception d'être devenu un fardeau — et qu'elle prédit le désir de mort anticipée bien mieux que l'intensité de la douleur. Sa thérapie de la dignité (Chochinov et al., 2005) opérationnalise cette découverte.

Le débat contemporain sur la mort dans la dignité repose largement sur une équivoque entre ces deux acceptions. Les repérer permet de comprendre pourquoi deux interlocuteurs de bonne foi peuvent employer le même mot pour défendre des positions inverses.

4.2.2 Les processus de résilience face au diagnostic de maladie incurable

La notion de résilience, popularisée en francophonie par Cyrulnik (1999), désigne la capacité à se reconstruire après un traumatisme. Appliquée à la fin de vie, elle appelle deux précisions. Elle ne signifie ni absence de souffrance ni retour à l'état antérieur, mais réorganisation autour de la perte. Et elle n'est pas une qualité morale : personne ne mérite d'être résilient, et son absence n'est pas un échec de volonté.

Cette dernière remarque n'est pas de pure forme. L'injonction contemporaine à la positivité — se battre, garder le moral, ne rien lâcher

— produit chez les malades une culpabilité supplémentaire, celle de ne pas assez bien vivre leur maladie, et interdit l'expression de la tristesse légitime.

En fin de vie, la résilience prend une forme spécifique que la littérature nomme parfois croissance post-traumatique : réorientation des priorités, resserrement sur l'essentiel, réconciliations. Elle est réelle, elle est fréquente, elle ne doit jamais être attendue ni sollicitée.

4.2.3 L'éthique de l'accompagnement et la dynamique relationnelle de l'espérance

Accompagner signifie étymologiquement partager le pain avec quelqu'un et, par extension, marcher à ses côtés. Deux éléments sont ainsi impliqués : la direction est celle de l'autre, et le rythme aussi. L'accompagnant qui devance annonce des étapes que la personne n'a pas atteintes ; celui qui retarde la laisse seule.

L'espérance, dans ce cadre, ne consiste pas à espérer la guérison contre l'évidence. Les travaux sur l'espoir en fin de vie montrent qu'il se transforme plutôt qu'il ne disparaît : d'abord espoir de guérir, puis de gagner du temps, puis d'assister à un événement précis, puis de ne pas souffrir, enfin de ne pas mourir seul. Chaque déplacement est un travail psychique et il ne se commande pas.

La conséquence pratique tient en une règle : ne jamais retirer un espoir sans en avoir rendu un autre possible. Détruire l'espérance de guérison sans ouvrir l'horizon d'un temps encore habitable, c'est ce que les patients désignent lorsqu'ils disent qu'un médecin les a condamnés.

4.3 Les trajectoires de fin de vie : mort digne, bonne mort et obstination déraisonnable

4.3.1 Les représentations psychosociales et culturelles d'une mort digne

Les enquêtes convergent sur un noyau relativement stable de ce que nos contemporains appellent bien mourir : ne pas souffrir, ne pas être seul, conserver la maîtrise de ses décisions, ne pas être un fardeau, avoir réglé ce qui devait l'être. Steinhauser et ses collaborateurs (2000) ont montré que les priorités des patients, des familles et des soignants divergent cependant sur des points importants, les soignants sous-estimant systématiquement l'importance accordée aux dimensions spirituelles et relationnelles.

Ces représentations sont culturellement situées. L'accent mis sur l'autonomie individuelle est caractéristique des sociétés occidentales contemporaines ; d'autres traditions valorisent davantage la décision collective familiale, ce qui produit en milieu clinique multiculturel des malentendus fréquents sur la divulgation du diagnostic.

Le clinicien doit donc résister à la tentation d'ériger sa propre représentation en norme. Une famille qui demande que le pronostic ne soit pas annoncé au patient n'est pas nécessairement dans le déni : elle peut appliquer une éthique de la protection qui a sa cohérence, et qu'il faut négocier plutôt que combattre.

4.3.2 L'idéal historique de la bonne mort confronté à la modernité

La bonne mort chrétienne médiévale, codifiée par la littérature de l'ars moriendi, supposait une mort consciente, prévenue, entourée, précédée du règlement des affaires spirituelles et temporelles. La mort subite, aujourd'hui souhaitée par beaucoup, était alors la pire, précisément parce qu'elle privait de cette préparation.

Ce renversement complet des préférences en quelques siècles est un fait culturel majeur. Il indique que nos évidences sur ce qui constitue une bonne mort sont historiquement datées et non des invariants anthropologiques.

Il révèle également ce que la modernité redoute le plus : non la mort elle-même, mais la déchéance qui la précède, la dépendance et la perte de contrôle. Walter (1994) et Kellehear (2007) ont analysé l'émergence d'un nouvel idéal, celui de la mort maîtrisée, dont l'aide médicale à mourir constitue l'expression juridique la plus aboutie.

4.3.3 La frontière clinique et morale de l'acharnement thérapeutique

La notion d'obstination déraisonnable — préférable à celle d'acharnement, connotée péjorativement — désigne la poursuite de traitements devenus disproportionnés au regard du bénéfice escompté. La tradition catholique l'avait formalisée bien avant le droit, à travers la distinction entre moyens ordinaires et moyens extraordinaires, présente dès la théologie morale classique et reprise dans la déclaration Iura et bona (Congrégation pour la doctrine de la foi, 1980).

Cette tradition affirme deux choses souvent ignorées de ceux qui l'invoquent. Nul n'est tenu de recourir à des moyens disproportionnés pour prolonger sa vie. Et renoncer à de tels moyens ne constitue pas un suicide, mais l'acceptation de la condition humaine.

La difficulté est que la proportionnalité n'est pas mesurable objectivement : elle dépend du bénéfice attendu, du fardeau imposé et des valeurs du patient. C'est pourquoi la décision relève d'une procédure — collégiale, documentée, associant la personne ou son porte-parole — plutôt que d'un critère. Le chapitre 20 en détaillera les modalités.

4.4 Tableau récapitulatif du lexique opératoire

Terme	Définition retenue	Faux ami à éviter	Chapitre
Douleur	Expérience sensorielle et émotionnelle désagréable associée à une lésion réelle	Synonyme de souffrance — la douleur est une composante de la	4, 21

Terme	Définition retenue	Faux ami à éviter	Chapitre
	ou potentielle (Raja et al., 2020). Affecte un corps.	souffrance, non son équivalent.	
Souffrance	Menace pesant sur l'intégrité de la personne entière (Cassell, 1982). Affecte un sujet doté d'une histoire, de rôles et de valeurs.	Synonyme de douleur — on peut souffrir sans avoir mal, et inversement.	4
Détresse existentielle	Souffrance liée à la perte de sens, à la conscience de la finitude et à la remise en cause de la valeur de la vie vécue. Dimension irréductible de la douleur totale.	Symptôme psychiatrique — la détresse existentielle n'est pas une pathologie mais une réponse proportionnée à une situation réelle.	4, 10, 18
Dignité intrinsèque	Valeur attachée à l'être humain du seul fait qu'il est humain, antérieure à tout mérite et indépendante de l'état du corps.	Dignité perçue — la dignité intrinsèque ne varie pas ; le sentiment de dignité, lui, fluctue.	4
Dignité perçue	Estime qu'une personne se porte et croit lire dans le regard d'autrui. Éminemment variable ; prédicteur du désir de mort anticipée (Chochinov, 2002).	Dignité intrinsèque — perdre le sentiment de dignité ne retire rien à la valeur ontologique de la personne.	4
Soins palliatifs	Approche visant à améliorer la qualité de vie des patients atteints de maladie grave, par la prévention et le soulagement de la souffrance, physique, psychologique, sociale et spirituelle (OMS).	Soins terminaux — les soins palliatifs peuvent débuter tôt dans l'évolution, bien avant la phase terminale.	3

Terme	Définition retenue	Faux ami à éviter	Chapitre
Soins terminaux	Phase ultime des soins palliatifs, quand le décès est attendu dans les jours ou les semaines. Terme descriptif, non péjoratif.	Soins palliatifs — les soins terminaux sont une phase des soins palliatifs, non leur totalité.	3
Soins de fin de vie	Expression générique recouvrant soins palliatifs, soins terminaux et accompagnement du mourant. Utilisée notamment dans le cadre législatif québécois.	Euphémisme pour soins palliatifs — les soins de fin de vie incluent aussi des dimensions juridiques et éthiques.	3
Sédation palliative	Réduction intentionnelle de la vigilance, dosée au minimum requis pour soulager un symptôme réfractaire, éventuellement intermittente.	Euthanasie — la sédation palliative vise le soulagement, non le décès ; la dose est titrée sur l'effet, non calculée pour tuer.	22
Sédation profonde et continue (SPCD)	Abolition définitive de la conscience jusqu'au décès naturel, réservée aux situations pronostiques de quelques jours avec symptôme réfractaire intolérable.	Euthanasie — la SPCD diffère par l'intention, le moyen et le résultat ; la mort peut survenir plusieurs jours après l'instauration.	22
Aide médicale à mourir	Au Canada, acte médical légal provoquant le décès à la demande d'une personne apte répondant aux critères légaux.	Sédation profonde — l'AMM provoque le décès directement ; la sédation profonde accompagne un processus naturel.	22
Obstination déraisonnable	Poursuite de traitements devenus disproportionnés au regard du bénéfice escompté. Terme théologique et juridique, préférable à acharnement.	Acharnement thérapeutique — terme connoté et inexact ; obstination déraisonnable désigne une réalité clinique et éthique précise.	4, 22

Terme	Définition retenue	Faux ami à éviter	Chapitre
Limitation et arrêt des traitements (LAT)	Décision de ne pas instaurer ou d'interrompre un traitement devenu disproportionné. Requiert une procédure collégiale documentée.	Euthanasie — la LAT laisse la maladie suivre son cours naturel ; elle ne provoque pas le décès.	20, 22
Refus de soins	Droit d'une personne apte de refuser tout traitement, y compris vital.		

Ces définitions précisent le sens retenu dans cet ouvrage. Elles ne constituent pas des définitions juridiques opposables ; pour l'usage légal, le lecteur professionnel se réfère aux textes en vigueur dans sa juridiction. Découle du principe d'inviolabilité de la personne| Demande de mort — refuser un traitement ne revient pas à demander à mourir ; l'équipe doit maintenir tous les soins de confort. |22

CHAPITRE 5 ÉTAT ACTUEL DE LA RECHERCHE ET CONTROVERSES CONTEMPORAINES

5.1 Cartographie des grandes études cliniques et psychosociales

5.1.1 Les études princeps et leurs résultats structurants

Quatre travaux ont durablement structuré le champ. L'étude SUPPORT (1995), menée aux États-Unis auprès de plusieurs milliers de patients hospitalisés gravement malades, a établi que la communication sur les souhaits de fin de vie était massivement défaillante et — résultat le plus déstabilisant — qu'une intervention destinée à l'améliorer n'avait produit aucun effet mesurable, révélant que l'obstacle était organisationnel et culturel plutôt qu'informationnel.

L'essai de Temel et ses collaborateurs (2010) a démontré le bénéfice de l'intégration précoce des soins palliatifs, y compris sur la survie. Les travaux de Murray et ses collaborateurs (2005) ont établi la typologie des trajectoires de déclin, aujourd'hui utilisée pour l'anticipation. Enfin, l'essai de Detering et ses collaborateurs (2010) a montré que la planification préalable des soins améliorait le respect des volontés du patient et réduisait l'anxiété et la dépression des proches endeuillés.

Le rapport de la commission du Lancet (Sallnow et al., 2022) constitue la synthèse critique la plus récente et la plus discutée, en soutenant que les systèmes de santé se sont approprié la mort au détriment des réseaux communautaires.

5.1.2 Les recherches psychosociales et spirituelles : instruments, cohortes et biais

Le versant psychosocial et spirituel s'est doté d'instruments dont il faut connaître les limites. Les échelles de bien-être spirituel, telles que la FACIT-Sp, et les grilles d'anamnèse comme la FICA (Puchalski et Romer, 2000) ou HOPE ont l'avantage de rendre la dimension spirituelle repérable et documentable ; elles ont l'inconvénient de la réduire à ce qu'un questionnaire peut saisir.

Trois biais méthodologiques dominent ce champ. Le biais de sélection, d'abord : les patients les plus atteints, les plus confus, les moins scolarisés et les non-francophones sont systématiquement absents des cohortes, alors qu'ils constituent une part importante de la population réelle. Le biais de désirabilité, ensuite, particulièrement fort dans les entretiens conduits par un intervenant identifié comme religieux. Le biais d'attrition, enfin, propre aux études longitudinales de fin de vie, où la disparition des participants n'est pas aléatoire.

Ces limites n'invalident pas les résultats ; elles interdisent d'en tirer des généralisations fortes, et elles justifient qu'un ouvrage comme celui-ci articule données quantitatives et matériau clinique qualitatif.

5.1.3 Données épidémiologiques francophones et canadiennes

Les données canadiennes disponibles convergent sur trois constats. Une majorité de personnes déclarent souhaiter mourir à domicile, tandis qu'une minorité seulement y parvient. L'accès aux soins palliatifs spécialisés demeure fortement inégal selon la région, le diagnostic et le statut socio-économique. Enfin, une part substantielle des personnes qui en bénéficient y accèdent tardivement, souvent dans les dernières semaines, ce qui réduit considérablement le bénéfice observé dans les essais d'intégration précoce.

Les données statistiques canadiennes et québécoises évoluent rapidement. Le lecteur professionnel se référera aux publications de l'Institut de la statistique du Québec, de l'Institut canadien d'information sur la santé et de la Commission sur les soins de fin de vie.

5.2 Les controverses éthiques et les défis sociétaux du XXIe siècle

5.2.1 L'élargissement des critères d'accès à l'aide médicale à mourir

La controverse la plus vive porte sur l'extension progressive des critères : abandon de l'exigence de mort naturelle raisonnablement prévisible, ouverture envisagée aux personnes dont le seul motif invoqué est un trouble mental, discussion sur les demandes anticipées formulées avant l'apparition d'une inaptitude.

Deux argumentaires s'opposent. Le premier invoque la cohérence de l'autonomie : si le fondement est l'autodétermination, restreindre l'accès selon le diagnostic introduit une discrimination difficile à justifier. Le second invoque la vulnérabilité : dans un système où l'accès aux soins palliatifs, au logement et au soutien psychosocial demeure inégal, l'élargissement risque de transformer une option en solution par défaut pour les personnes les moins soutenues.

Ces deux argumentaires reposent sur des prémisses différentes et non sur une différence de compétence morale. Le chapitre 22 les développera. On notera dès ici que la qualité du débat dépend entièrement de la capacité à ne pas attribuer à l'adversaire une intention qu'il n'a pas.

5.2.2 Soins palliatifs et justice sociale : qui meurt accompagné ?

Une question demeure insuffisamment traitée : la distribution sociale de la qualité du mourir. Les personnes en situation d'itinérance, les personnes incarcérées, les migrants sans statut, les personnes vivant avec un trouble mental sévère et les personnes très âgées atteintes de démence meurent moins bien, plus seules et avec moins d'accès aux dispositifs spécialisés.

Ce constat engage une révision de la doctrine. Un mouvement né d'une critique de l'abandon des mourants ne peut se satisfaire d'exceller auprès des patients oncologiques scolarisés et entourés. La question de l'équité devient ainsi une question de fidélité à l'origine.

5.2.3 Intelligence artificielle, pronostic algorithmique et prédiction du décès

Des modèles prédictifs entraînés sur les dossiers cliniques informatisés atteignent désormais des performances significatives pour identifier les patients susceptibles de décéder dans les six à douze mois, avec l'objectif déclaré de déclencher plus tôt les conversations d'anticipation.

Trois questions éthiques en découlent. Que devient le consentement lorsqu'un algorithme signale un patient à son équipe avant que quiconque ait parlé au patient lui-même ? Comment traiter l'opacité des modèles, qui produisent une probabilité sans raison communicable ? Et comment éviter que la prédiction ne devienne prescriptive, l'étiquette de fin de vie modifiant les décisions et provoquant l'issue annoncée ?

Aucune de ces questions n'est technique. Toutes relèvent de l'éthique clinique, et elles feront partie du quotidien des équipes bien avant que la formation ne les y ait préparées.

5.3 Perspectives futures et axes de développement

5.3.1 Les axes émergents

Quatre axes se dégagent de la littérature récente. L'intégration précoce, dont le bénéfice est démontré mais l'implantation lente. Le palliatif non oncologique, qui doit adapter des outils conçus pour le cancer aux insuffisances d'organe et aux maladies neurodégénératives, dont les trajectoires sont bien moins prévisibles. Le palliatif gériatrique, confronté à la démence, où la question du consentement se pose autrement. Les approches communautaires enfin, portées par le courant des villes et communautés compatissantes (Kellehear, 2005), qui proposent de restituer une part de l'accompagnement aux réseaux de proximité.

5.3.2 Le déficit de recherche sur la dimension spirituelle

La dimension spirituelle, pourtant inscrite dans la définition fondatrice de la douleur totale et dans celle de l'Organisation mondiale de la santé, demeure la moins étudiée, la moins financée et la moins enseignée. Les revues systématiques signalent régulièrement la faiblesse méthodologique des travaux disponibles, l'hétérogénéité des définitions et la rareté des essais contrôlés.

Trois obstacles expliquent cette situation. La difficulté d'opérationnaliser un objet qui résiste à la mesure. La crainte institutionnelle d'une confusion avec le prosélytisme, dans des systèmes de santé laïques. Et l'absence d'une profession clairement identifiée pour porter cette recherche, l'intervention spirituelle étant plus faiblement structurée académiquement que la médecine, les soins infirmiers ou la psychologie.

C'est dans cet espace que le présent ouvrage entend se situer : non pour combler à lui seul un déficit de recherche, mais pour montrer que la question mérite mieux que la déférence polie dont elle fait ordinairement l'objet.

DEUXIÈME PARTIE. LES EXPLICATIONS PHILOSOPHIQUES ET MÉTAPHYSIQUES

Pourquoi naissons-nous si nous devons mourir ?

CHAPITRE 6 LE PARADOXE FONDAMENTAL DE L'EXISTENCE HUMAINE

6.1 Être né pour mourir : le destin tragique de la créature

6.1.1 La contingence de l'existence : nul ne choisit de naître

Le premier fait de toute existence humaine est qu'elle n'a pas été voulue par celui qui la vit. Heidegger (1927/1986) a nommé cette structure la déréliction : nous sommes jetés dans un monde, une époque, une langue, un corps et une famille que nous n'avons pas choisis, et cette facticité précède toute liberté. Sartre (1943) reprendra le terme pour en tirer une conclusion différente : parce que rien n'a été choisi au départ, tout doit être assumé ensuite.

Cette contingence radicale a une portée clinique immédiate. Le patient qui demande pourquoi cela lui arrive ne pose pas, la plupart du temps, une question étiologique à laquelle un médecin pourrait répondre. Il proteste contre l'arbitraire d'une existence qu'il n'a pas commandée et dont il n'a pas fixé le terme.

Il faut cependant se garder d'enfermer l'existence humaine dans le seul horizon de sa fin. Arendt (1958/1961) a formulé contre Heidegger l'objection la plus solide : ce qui caractérise l'humain n'est pas d'abord qu'il meurt, mais qu'il naît. La natalité, c'est-à-dire la capacité de commencer quelque chose de neuf, est selon elle la catégorie décisive de la condition humaine. Le présent ouvrage tient les deux thèses ensemble, et c'est précisément ce que son titre veut dire.

6.1.2 La conscience anticipatrice : le seul vivant qui sait qu'il mourra

Tous les vivants meurent ; un seul le sait par avance. Cette anticipation constitue une différence de nature et non de degré. L'animal fuit le danger, mais rien n'indique qu'il se représente sa mort comme un horizon certain à date inconnue. L'être humain, lui, vit toute son existence avec une information qu'il ne peut ni vérifier ni oublier durablement.

Montaigne en tirait une pédagogie : préméditer la mort, c'est en désapprendre la servitude. Pascal en tirait au contraire un diagnostic de fuite, celui du divertissement, cette activité par laquelle l'homme s'empêche de penser à sa condition. Becker (1973) a repris cette intuition dans un cadre psychanalytique, en soutenant que l'essentiel de la culture humaine — projets, monuments, systèmes symboliques — fonctionne comme une défense contre l'angoisse de mort.

On peut discuter la radicalité de cette thèse ; sa valeur heuristique est considérable. Elle explique pourquoi une chambre de fin de vie est un lieu où les stratégies collectives d'évitement cessent de fonctionner, et pourquoi tant de visiteurs en ressortent aussi vite.

6.1.3 Du tragique au consentement : les issues possibles du paradoxe

Devant le paradoxe, trois attitudes sont philosophiquement disponibles. Le refus, qui nie la finitude par le divertissement, le déni ou le fantasme technique d'une abolition de la mort. La résignation, qui l'accepte comme une fatalité vide de sens. Le consentement enfin, qui reconnaît la finitude et lui trouve une signification sans la souhaiter.

Cette troisième attitude est la plus exigeante parce qu'elle refuse les deux consolations faciles. Marcel (1940, 1951) a proposé une distinction utile pour la nommer : la mort n'est pas un problème que l'on pourrait résoudre en se plaçant à l'extérieur, mais un mystère dans lequel le questionneur est lui-même impliqué. On n'en sort pas par une solution ; on y entre par une conversion du regard.

Le clinicien reconnaîtra dans cette tripartition trois positions concrètes de patients. Il notera surtout qu'aucune ne se commande, qu'aucune n'est définitivement acquise et qu'une même personne peut passer de l'une à l'autre en quelques heures. Le rôle de l'accompagnant n'est pas de conduire quelqu'un au consentement, mais de rester présent quel que soit l'endroit où il se tient.

VIGNETTE 2 — Chanter ce que l'on ne peut pas résoudre. *Œuvre de référence : à préciser dans le répertoire liturgique du compositeur.*

Idée maîtresse, en paraphrase : ce que la parole ne parvient pas à résoudre, le chant parvient à le porter.

Il faut s'arrêter sur un fait de forme avant d'examiner un contenu. Devant la question de la mort, ce compositeur n'a pas écrit un traité : il a écrit de la musique, et le plus souvent de la musique liturgique, destinée à être chantée par une assemblée plutôt que lue par un individu.

Ce choix n'est pas accessoire. Un traité prétend résoudre ; un chant se contente de tenir. La forme musicale permet de maintenir ensemble des affects contradictoires — le chagrin et l'espérance, la révolte et la paix — que la prose oblige à hiérarchiser. C'est exactement ce que Marcel désignait en distinguant le problème, que l'on résout de l'extérieur, et le mystère, dans lequel le questionneur est impliqué.

La conséquence pour l'accompagnement est concrète. Il existe un moment, dans une chambre, où toute parole explicative devient fausse et où un chant ne l'est plus. Les équipes le constatent sans se l'expliquer : un cantique connu, fredonné à voix basse par un proche, produit un apaisement qu'aucun argument n'obtient. Le chant ne répond pas à la question ; il permet de la porter sans y répondre.

6.2 La fragilité ontologique et la vulnérabilité de la condition humaine

6.2.1 La vulnérabilité comme structure et non comme accident

La philosophie morale a longtemps pensé le sujet à partir de son autonomie : un individu adulte, rationnel, indépendant, capable de contracter. Ce modèle a produit d'immenses acquis juridiques et une anthropologie tronquée, car il traite la dépendance comme un état exceptionnel alors qu'elle est notre condition ordinaire au commencement, à la fin, et fréquemment entre les deux.

MacIntyre (1999) a soutenu que l'oubli de notre animalité vulnérable fausse l'ensemble de l'éthique des vertus. Ricœur (1990) avait montré que l'homme capable est simultanément l'homme faillible, et que la puissance d'agir se donne toujours sur fond de fragilité. Pelluchon (2009) a développé cette ligne en bioéthique, en montrant qu'une autonomie conçue comme indépendance devient inapplicable précisément là où l'on en a le plus besoin, c'est-à-dire auprès des personnes très malades.

La conséquence est décisive pour notre sujet. Si la vulnérabilité est structurelle, le patient en fin de vie ne représente pas une déchéance de l'humain : il en manifeste une vérité que le reste du temps nous parvenons à masquer.

6.2.2 Dépendance, interdépendance et illusion de l'autosuffisance

L'éthique du care a déplacé la question. Gilligan (1982) avait montré que le raisonnement moral fondé sur les principes abstraits coexiste avec un raisonnement fondé sur la sollicitude et le maintien des relations. Tronto (1993) en a tiré une théorie politique : le soin n'est pas une activité privée et féminine à la marge de la cité, il en est une condition de possibilité.

En francophonie, Worms (2010) a proposé de penser le soin comme le moment où une relation devient vitale, c'est-à-dire où la vie de l'un dépend effectivement de l'attention de l'autre. Paperman et Laugier (2005) ont montré combien nos sociétés invisibilisent ce travail relationnel tout en en dépendant intégralement.

La fin de vie révèle cette dépendance sans la créer. Le patient qui ne peut plus se lever, se laver ni se nourrir n'est pas devenu dépendant : il l'a toujours été, et les médiations qui le dissimulaient ont cessé de fonctionner. Une part de l'humiliation ressentie vient de ce que notre culture a fait de l'autosuffisance une valeur morale plutôt qu'une commodité temporaire.

6.2.3 La vulnérabilité assumée comme lieu d'humanisation

Reste à éviter une dérive fréquente, celle qui esthétise la fragilité. Il n'y a rien de beau dans une escarre, dans une dyspnée ni dans une incontinence, et le discours qui célèbre la vulnérabilité depuis un fauteuil confortable devient rapidement obscène. La thèse défendue ici est plus étroite : la vulnérabilité n'est pas bonne, mais sa reconnaissance ouvre des possibilités relationnelles que sa dénégation ferme.

Lévinas (1961, 1993) offre ici la formulation la plus rigoureuse. La vulnérabilité d'autrui, manifestée par son visage, ne suscite pas d'abord de la pitié mais une injonction : elle m'oblige avant que je n'aie consenti à être obligé. Ce n'est pas moi qui décide de secourir ; c'est la fragilité de l'autre qui me constitue comme responsable.

Appliquée au soin, cette proposition renverse la hiérarchie spontanée. Le soignant n'est pas le fort qui se penche sur le faible ; il est celui qui a été convoqué par une fragilité et qui répond. Cette inversion, si elle est réellement intégrée, modifie le ton d'une visite plus sûrement que n'importe quelle technique de communication.

6.3 Le sens du temps : les temporalités croisées de Chronos et de Kairos

6.3.1 Chronos : le temps qui décompte, mesure et épuise

Chronos désigne le temps homogène, mesurable, découpable en unités égales, celui de l'horloge et du calendrier. C'est le temps de l'institution hospitalière : durée de séjour, fréquence des tournées, horaires de visite, survie médiane. Il possède une qualité redoutable : il s'écoule identiquement, que la chose vécue soit précieuse ou insupportable.

Augustin avait aperçu la difficulté centrale de ce temps : nous le mesurons alors qu'il n'existe ni au passé, ni au futur, ni dans un présent sans épaisseur. Bergson (1889) a formulé la critique décisive en distinguant le temps spatialisé de la science et la durée vécue, qualitative, indivisible, qui est l'étoffe même de la conscience.

En fin de vie, le décalage entre les deux devient extrême. Trois semaines de Chronos peuvent contenir une existence entière de durée vécue, et l'équipe qui raisonne exclusivement en jours restants passera à côté de ce qui se joue.

6.3.2 Kairos : le temps opportun, dense et qualifié

Le grec disposait d'un second mot. Kairos désigne le moment favorable, l'occasion qu'il faut saisir parce qu'elle ne se représentera pas. Ce n'est pas une quantité mais une qualité de l'instant. La tradition biblique a chargé ce terme d'une signification théologique : le temps du salut n'est pas la suite indéfinie des jours, c'est l'heure où quelque chose devient possible.

La clinique de fin de vie est saturée de kairos. Il existe un moment, et souvent un seul, où un patient peut dire ce qu'il n'a jamais dit ; un moment où une fille peut entrer et poser une question ; un moment où le mot pardon devient prononçable. Ces moments ne se planifient pas et ils ne reviennent pas.

Il en découle une compétence professionnelle rarement enseignée : savoir rester quand tout indique qu'il faudrait partir, et savoir sortir quand l'instant appartient à quelqu'un d'autre. C'est un art du seuil plus qu'une technique d'entretien.

6.3.3 Le temps compté du malade : quand quelques semaines valent des décennies

La phénoménologie psychiatrique a décrit la manière dont la maladie modifie la structure temporelle du vécu. Minkowski (1933) avait montré que certaines pathologies abolissent l'avenir comme dimension habitable, laissant le sujet enfermé dans un présent sans issue. Fuchs (2013) a repris ces analyses en montrant que la temporalité vécue est elle-même un objet clinique et non un décor.

Le patient en fin de vie subit un rétrécissement analogue, mais qui procède de la réalité et non d'un trouble. Son horizon se contracte progressivement : d'abord les années disparaissent, puis les mois, puis les projets de la semaine, jusqu'à ce que l'unité pertinente devienne la journée, puis l'après-midi.

Ce rétrécissement n'est pas seulement une perte. Beaucoup de patients rapportent une intensification corrélative de l'expérience : les saveurs, la lumière, la présence des proches acquièrent un relief inédit.

Cette observation, répétée sur tous les terrains, ne doit être ni idéalisée ni négligée. Elle indique simplement que Chronos et Kairos varient en sens inverse, et que la réduction du premier ouvre parfois le second.

CHAPITRE 7 LES GRANDS PENSEURS FACE À LA FINITUDE

7.1 La sagesse antique, l'immortalité et le détachement

7.1.1 Socrate et Platon : la philosophie comme apprentissage de la mort

Le Phédon met en scène Socrate le jour de son exécution, expliquant à ses amis que philosopher consiste à s'exercer à mourir. La formule ne recommande pas une morbidité : elle affirme que la pensée, en se détachant des sollicitations du corps pour saisir l'intelligible, accomplit déjà partiellement ce que la mort accomplira totalement.

Cette position suppose une anthropologie dualiste : l'âme est prisonnière du corps, et la mort est délivrance. La cohérence est parfaite, et c'est précisément ce qui la rend suspecte à un clinicien. Une pensée qui n'a rien à dire du corps souffrant sera muette là où le patient a le plus mal.

Il faut cependant reconnaître à cette tradition un mérite durable : elle établit que la manière de mourir prolonge la manière de vivre, et qu'on ne s'improvise pas devant la fin. Hadot (1981) a montré que l'ensemble de la philosophie antique fonctionnait comme un système d'exercices spirituels visant précisément cette préparation.

7.1.2 Aristote et la mort comme fin naturelle du composé biologique

Aristote rompt avec le dualisme platonicien. L'âme n'habite pas le corps, elle en est la forme, le principe d'organisation : leur séparation ne libère personne, elle défait le composé. La mort n'est donc pas un passage mais une corruption, et l'Éthique à Nicomaque la désigne comme la plus redoutable des choses, parce qu'elle est la limite au-delà de laquelle il n'y a plus rien pour le mort ni bien ni mal.

Cette sobriété a deux conséquences. Elle interdit la consolation platonicienne : il n'y a pas lieu de se réjouir d'une délivrance. Elle valorise en revanche la vie accomplie, l'activité conforme à l'excellence, et donne un critère de réussite indépendant de la durée.

On mesure la portée clinique de cette position. Elle fonde l'idée qu'une vie brève peut être complète, notion que les patients formulent souvent à leur manière lorsqu'ils disent qu'ils ont fait ce qu'ils avaient à faire.

7.1.3 Épicure et les stoïciens : ne pas craindre la mort, obéir à la nature

L'argument épicurien, exposé dans la Lettre à Ménécée, est célèbre : la mort n'est rien pour nous, car tant que nous sommes, elle n'est pas là, et quand elle est là, nous ne sommes plus. Il repose sur une prémisse matérialiste — la dissolution des atomes abolit la sensation — et sur l'idée que seul ce qui est éprouvé peut être un mal.

Les stoïciens déplacent l'accent : la mort n'est pas à craindre parce qu'elle appartient à l'ordre de la nature, et parce qu'elle ne fait pas partie des choses qui dépendent de nous. Épictète, Sénèque et Marc Aurèle proposent moins une démonstration qu'un entraînement, la préméditation des maux, destiné à retirer à l'événement son pouvoir de sidération.

Ces sagesses ont une efficacité réelle et une limite précise, que Nussbaum (1994) a bien analysée : elles traitent la peur de mourir et laissent intacte la douleur de perdre. Un patient peut être convaincu par Épicure pour lui-même et rester inconsolable à l'idée de ne plus voir grandir ses petits-enfants. L'argument ne porte que sur la première personne ; or l'essentiel de la souffrance de fin de vie est relationnel.

7.2 La rupture moderne, l'existentialisme et l'altérité

7.2.1 Blaise Pascal : misère, grandeur et divertissement

Pascal construit son anthropologie sur une disproportion : l'homme est misérable parce qu'il meurt, et grand parce qu'il le sait. Le roseau pensant ne l'emporte pas sur l'univers par la force, mais par la conscience qu'il en

a. Cette dignité paradoxale de la pensée demeure l'une des formulations les plus utiles de la valeur d'une vie fragile.

Sa seconde contribution est l'analyse du divertissement. Les hommes ne cherchent pas le repos mais l'agitation, parce que le repos les mettrait en présence de leur condition. Cette description vaut description de nos sociétés saturées d'écrans et de sollicitations.

Elle vaut aussi diagnostic de ce qui se produit en unité de soins. Lorsqu'un visiteur allume la télévision, ajuste les oreillers, propose de la compote et remplit le silence de nouvelles familiales, il ne manque pas de cœur : il applique la stratégie humaine la plus ancienne devant l'insupportable. L'accompagnant formé se distingue en ce qu'il peut, lui, soutenir un silence.

7.2.2 Søren Kierkegaard : angoisse, choix et saut de la foi

Kierkegaard (1844/1935) distingue l'angoisse de la peur : la peur a un objet, l'angoisse n'en a pas ; elle est le vertige de la liberté devant l'indéterminé. Cette distinction est cliniquement décisive, car elle explique pourquoi une angoisse de mort ne se traite pas par l'information. Répondre à un patient angoissé en lui détaillant le protocole antalgique, c'est répondre à une peur qu'il n'a pas formulée.

Le second apport est la description du désespoir dans La maladie à la mort (1849/1949), entendu comme le rapport manqué du sujet à lui-même. Le désespéré n'est pas celui qui manque d'espoir sur un objet précis, mais celui qui ne parvient pas à consentir à être celui qu'il est.

Le saut de la foi, enfin, ne se déduit d'aucune démonstration : il est un acte, indémontrable et personnel. Cette honnêteté vaut avertissement pour tout accompagnant spirituel. On ne conduit personne à la foi par un raisonnement, et prétendre le contraire relève de la manipulation.

7.2.3 Friedrich Nietzsche : amor fati et volonté de puissance

Nietzsche refuse à la fois la consolation métaphysique et la résignation. L'amor fati, l'amour du destin, consiste non à supporter ce qui advient mais à le vouloir tel qu'il est advenu ; l'épreuve de l'éternel retour en constitue le test le plus dur : voudrais-tu revivre cette vie, identiquement, une infinité de fois ?

Cette exigence est haute et, appliquée sans discernement, brutale. Nietzsche critique par ailleurs sévèrement la pitié, qu'il tient pour un affaiblissement du fort et une humiliation du faible. La médecine palliative devrait entendre cette critique sans la suivre : il existe effectivement une compassion qui diminue celui qu'elle prétend secourir, lorsqu'elle parle à sa place et décide pour lui.

Ce que la tradition nietzschéenne apporte de plus fécond au chevet est une question, non une doctrine : cette vie, telle qu'elle a été, mérite-t-elle d'avoir été vécue ? Nombre de patients se la posent sans la formuler, et l'enjeu de leurs derniers mois est souvent d'y répondre par l'affirmative.

7.2.4 Martin Heidegger : l'angoisse et l'être-pour-la-mort

L'analyse de Être et temps (1927/1986) demeure incontournable. Heidegger soutient que la mort n'est pas un événement futur mais la possibilité la plus propre du Dasein, celle qui ne peut être ni déléguée ni partagée. La banalisation quotidienne — on meurt, formule impersonnelle du On — permet précisément d'éviter cette appropriation. L'existence authentique consiste à devancer sa propre mort au lieu de la diluer dans le fait statistique de la mortalité générale.

La force de cette analyse est de rendre compte de ce que les cliniciens observent constamment : l'écart entre savoir que l'on va mourir et se savoir mourant. La faiblesse est son individualisme radical. Chez Heidegger, mourir est une affaire strictement solitaire.

Derrida (1996) a montré les apories de cette construction, et Lévinas en a formulé la critique la plus décisive, qui fait l'objet de la sous-section suivante. Retenons pour la pratique une conséquence positive : l'accompagnant ne peut pas mourir à la place de quelqu'un, et toute posture qui le laisserait croire est une imposture.

7.2.5 Emmanuel Lévinas : la mort d'autrui d'abord

Lévinas (1948, 1961, 1993) opère un renversement complet. Ce n'est pas ma mort qui me révèle l'essentiel, c'est celle de l'autre. La mort que je rencontre réellement, la seule dont j'aie l'expérience, est celle d'autrui, et cette rencontre m'institue responsable. Le visage du mourant n'est pas un spectacle, c'est une demande à laquelle je réponds avant même de l'avoir choisi.

Cette inversion produit une éthique du soin d'une rare solidité. Elle fonde l'obligation non sur un contrat, non sur un sentiment, non sur une réciprocité — le mourant ne peut rien me rendre — mais sur l'asymétrie même de la situation.

Elle explique enfin pourquoi l'accompagnement épuise ceux qui le pratiquent. Répondre à une injonction qui ne se négocie pas et ne s'acquitte jamais entièrement est structurellement inépuisable, et c'est ce que le chapitre 25 nommera, en langage clinique, fatigue de compassion.

7.3 Tableau comparatif : dix postures et leurs conséquences au chevet du malade

Les positions parcourues ne forment pas une progression vers une vérité finale : elles constituent une palette de ressources dont l'accompagnant dispose selon la personne qu'il rencontre. À un patient qui cherche une paix intellectuelle devant sa propre disparition, la sobriété épicurienne ou stoïcienne peut apporter davantage qu'un discours d'espérance. À un patient rongé par la question de savoir si sa vie valait la peine, la question nietzschéenne ou l'exigence aristotélicienne d'accomplissement parleront mieux. À une famille dévastée par la perte imminente d'un être aimé, seule la ligne lévinassienne dit quelque chose de juste.

La compétence recherchée n'est donc pas l'adhésion à un système, mais la capacité de reconnaître quelle grammaire est en train d'être parlée par la personne en face de soi.

Penseur	Statut de la mort	Ce qui est promis	Ce qui est demandé au sujet	Usage possible au chevet
Platon	Libération de l'âme du corps	Immortalité et accès à l'intelligible	Se détacher des sens, philosopher	Soutenir celui qui conçoit la mort comme une délivrance attendue
Aristote	Fin naturelle du composé biologique	Rien — la mort n'est pas mauvaise pour le mort	Avoir accompli une vie conforme à l'excellence	Valider l'expression « j'ai fait ce que j'avais à faire »
Épicure	Dissolution des atomes — absence de sensation	Rien à redouter	Comprendre que là où la mort est, on n'est plus	Répondre à la peur de mourir, non à la peur de perdre
Stoïciens	Retour à l'ordre naturel	Paix par la conformité à la nature	Exercer la préméditation, ne désirer que ce qui dépend de soi	Accompagner celui qui veut mourir « en ordre »
Pascal	Condition misérable et grande — divertissement	Grandeur par la pensée	Cesser le divertissement, regarder sa condition	Nommer la stratégie d'évitement chez les visiteurs
Kierkegaard	Possibilité absolue — angoisse de la liberté	Saut de la foi — relation personnelle à Dieu	Assumer l'angoisse, décider	Distinguer angoisse existentielle et peur d'un objet précis
Nietzsche	Fin contingente — amor fati	Dépassement, vie voulue comme elle a été	Vouloir ce qui arrive, ne pas se plaindre	Poser la question : cette vie

Penseur	**Statut de la mort**	**Ce qui est promis**	**Ce qui est demandé au sujet**	**Usage possible au chevet**
				méritait-elle d'être vécue ?
Heidegger	Possibilité la plus propre, non partageable	Existence authentique si anticipée	Devancer sa mort au lieu de la diluer dans le On	Soutenir celui qui veut mourir comme il a vécu
Lévinas	Mort d'autrui — obligation avant tout choix	Aucune promesse, mais la responsabilité	Répondre à la vulnérabilité du visage d'autrui	Fonder l'obligation de soin sur l'asymétrie, non sur un contrat
Ricœur	Terme du récit de vie — identité narrative	Persistance du sens de ce qui a été vécu	Raconter, configurer, transmettre	Soutenir le travail de bilan de vie et de transmission

Ce tableau est un outil de lecture, non une réduction des systèmes philosophiques. Chaque penseur offre une ressource distincte selon la situation du patient et la nature de la question posée.

CHAPITRE 8 LE SENS DE LA VIE DEVANT L'INÉLUCTABILITÉ DE LA MORT

8.1 La quête de sens face au mur : la lucidité de l'absurde chez Albert Camus

8.1.1 Le constat de l'absurde et le refus du suicide philosophique

Camus (1942) ouvre Le mythe de Sisyphe sur la seule question qu'il juge sérieuse : la vie vaut-elle la peine d'être vécue ? L'absurde, précise-t-il, ne réside ni dans le monde ni dans l'homme, mais dans leur confrontation : nous exigeons du sens, l'univers reste silencieux, et de cet écart naît l'absurde.

Sa position consiste à maintenir cet écart ouvert. Il refuse le suicide, qui supprime l'un des termes, et refuse également ce qu'il nomme le suicide philosophique, c'est-à-dire le saut par lequel on se donne une réponse consolante que rien ne fonde. Vivre lucidement, c'est tenir sans tricher.

Cette exigence mérite d'être prise au sérieux par tout accompagnant croyant. Elle constitue l'objection la plus honnête à l'usage consolateur de la religion, et elle oblige à distinguer une espérance qui affronte l'absurde d'une espérance qui l'escamote. Le chapitre 17 y reviendra.

8.1.2 La révolte comme fidélité à la vie

L'homme révolté (1951) prolonge l'analyse en substituant à l'absurde solitaire une solidarité. Camus y soutient que la révolte, refusant l'injustice de la condition, découvre en chemin une valeur commune à tous les hommes, et passe ainsi du je au nous.

La Peste (1947) donne à cette thèse sa forme narrative et, du point de vue qui nous occupe, sa forme la plus utile. Le docteur Rieux ne guérit presque personne ; il continue pourtant. Sa fidélité n'est fondée sur aucune promesse de victoire ni sur aucune assurance métaphysique : elle est le refus obstiné de s'habituer au scandale.

Nombre de soignants en soins palliatifs se reconnaissent dans cette figure sans l'avoir lue. Elle décrit exactement la posture de qui exerce dans un service où tous les patients meurent, et qui doit trouver une raison de revenir le lendemain qui ne soit pas la guérison.

8.1.3 Ce que la lucidité camusienne apporte — et refuse — à l'accompagnant

L'apport est double. Camus fournit un langage à ceux qui ne croient pas et refusent qu'on leur prête une foi implicite au moment de mourir. Il donne également à l'accompagnant croyant un critère d'honnêteté : si mon discours ne pourrait être tenu devant Rieux sans le faire sourire, c'est probablement qu'il console trop vite.

Le refus, lui, est net. Camus n'offre aucune réponse à la question du sens dernier, et il tient pour une faute intellectuelle d'en fabriquer une. Il ne dit pas ce qu'il advient du mourant ; il dit seulement comment se tenir avec dignité dans une situation qui n'a pas de solution.

Cette limite est aussi une leçon de méthode. Il existe des moments où l'accompagnant n'a rien à apporter d'autre que sa présence obstinée, et où toute parole supplémentaire n'ajouterait qu'un mensonge poli.

8.2 Liberté et responsabilité individuelle au seuil du néant

8.2.1 L'existence précède l'essence : liberté sartrienne et angoisse du choix

Sartre (1943, 1946) soutient que l'homme n'a pas de nature préalable : il se fait par ses choix, et il est condamné à être libre, y compris lorsqu'il prétend ne pas choisir. La mauvaise foi désigne précisément cette fuite par laquelle un sujet se présente comme déterminé pour échapper au poids de sa liberté.

Sur la mort, Sartre s'oppose frontalement à Heidegger. La mort n'est pas ma possibilité la plus propre, c'est au contraire ce qui vient du dehors abolir toutes mes possibilités ; elle est absurde, contingente, et elle transforme définitivement ma vie en objet pour les autres. Après ma mort, ce sont eux qui décideront de ce qu'elle aura signifié.

Cette dernière proposition, souvent tenue pour désespérante, éclaire une préoccupation clinique constante : le souci que beaucoup de mourants manifestent pour ce qu'on dira d'eux, pour les malentendus non dissipés, pour la réputation laissée. Ils ont compris, sans avoir lu Sartre, que leur récit va passer en d'autres mains.

8.2.2 L'autonomie du mourant : entre revendication et illusion

Le principe d'autonomie, devenu central en bioéthique depuis Beauchamp et Childress (1979/2019), affirme le droit de la personne à décider pour elle-même. Ce principe a mis fin à des décennies de paternalisme et il demeure un acquis considérable. Il repose cependant sur une figure du sujet — informé, lucide, non contraint, stable dans ses préférences — que la fin de vie met à rude épreuve.

Les théories de l'autonomie relationnelle (Mackenzie et Stoljar, 2000) ont proposé une correction : l'autonomie n'est pas une propriété individuelle mais une capacité socialement soutenue, qui suppose des relations, une information accessible et une absence de pression économique ou affective. Pelluchon (2009) a montré que cette relecture est indispensable en contexte de grande vulnérabilité.

La conséquence pratique est importante et politiquement inconfortable. Une décision libre exige des conditions matérielles : soulagement effectif de la douleur, absence de sentiment d'être un fardeau, accès réel aux alternatives. Là où ces conditions manquent, invoquer l'autonomie revient à ratifier une contrainte en la nommant liberté.

8.2.3 De la liberté-pour-soi à la responsabilité-pour-autrui

La séquence philosophique parcourue dessine un déplacement. La liberté sartrienne est solitaire et sans fondement ; l'éthique lévinassienne la relativise en montrant qu'avant tout choix je suis déjà requis par autrui ; Jonas (1979/1990) l'étend à la responsabilité envers les êtres fragiles et les générations à venir, en prenant pour paradigme la relation au nourrisson, dont la seule existence commande sans rien pouvoir exiger.

Ce paradigme s'applique terme à terme au mourant. Comme le nouveau-né, il ne peut rien rendre ; comme lui, il oblige par sa seule présence ; comme lui, il ne survit qu'à raison de la réponse d'autrui. On retrouve ici, au plan éthique, la symétrie des seuils établie au chapitre 1.

Il en résulte une définition minimale de l'accompagnement : répondre d'une existence qui ne peut plus se défendre, sans attendre de contrepartie et sans se substituer à sa parole.

8.3 La transcendance immanente : laisser une trace et un héritage humain

8.3.1 La générativité selon Erikson : transmettre pour survivre autrement

Erikson (1950/1966, 1982) a décrit huit stades du développement psychosocial, dont les deux derniers concernent directement notre sujet. Le septième oppose la générativité à la stagnation : il s'agit, à l'âge adulte, de se soucier de ce qui suivra, par la transmission, l'éducation, l'œuvre, le soin des plus jeunes. Le huitième oppose l'intégrité au désespoir : la personne âgée parvient, ou non, à considérer sa vie comme un tout acceptable, dont les échecs mêmes font partie.

Ce schéma, malgré son caractère daté, demeure d'une remarquable utilité clinique. Il permet de comprendre pourquoi certains mourants s'apaisent en organisant une transmission — objets, papiers, recettes, récits — tandis que d'autres s'enfoncent dans une amertume rétrospective.

Il faut cependant se garder d'en faire une norme évaluative. Un patient qui meurt sans avoir atteint l'intégrité n'a pas échoué son existence ; il a manqué de temps, de conditions, ou de quelqu'un devant qui faire le bilan.

8.3.2 L'œuvre, la parole et le témoignage comme prolongements de soi

Arendt (1958/1961) distingue le travail, qui produit du consommable, l'œuvre, qui produit du durable, et l'action, qui laisse une trace dans la mémoire commune parce qu'elle est accomplie devant d'autres. Cette tripartition permet de situer ce que cherchent les mourants : rarement un monument, presque toujours une trace relationnelle.

Ricœur (1990) fournit le concept d'identité narrative : une vie ne devient une, et donc communicable, qu'en se racontant. Le récit ne décrit pas seulement une existence, il la configure. C'est pourquoi le fait de raconter sa vie en fin de vie n'est pas un passe-temps mais un travail.

Les dispositifs cliniques ont validé cette intuition. La thérapie de la dignité de Chochinov et de ses collaborateurs (2005) consiste précisément à recueillir, transcrire et remettre au patient un document de legs destiné à ses proches ; les essais montrent une amélioration du sentiment de sens et de dignité. C'est la traduction opératoire de la thèse ricœurienne.

VIGNETTE 3 — L'œuvre reste quand la voix se tait. *Œuvre de référence : ensemble du répertoire enregistré du compositeur.*

Idée maîtresse, en paraphrase : la voix se tait, l'œuvre continue de chanter pour ceux qui restent.

Il existe une manière brutale d'éprouver la thèse développée dans cette sous-section : écouter une voix enregistrée dont on sait qu'elle s'est tue. Un compositeur mort à trente-huit ans continue de chanter dans des maisons, des chorales et des veillées funèbres, sur trois continents, pour des personnes qui ne l'ont jamais rencontré.

Cette persistance n'est pas une immortalité au sens métaphysique du chapitre 9. C'est ce que le présent ouvrage nomme, après Erikson et Arendt, une transcendance immanente : une trace laissée dans la mémoire d'autrui, dont l'auteur n'a plus la maîtrise et qui continue d'agir sans lui.

La conséquence clinique mérite d'être formulée sans emphase. Lorsqu'un patient consacre ses dernières semaines à enregistrer sa voix, à écrire des lettres datées, à transmettre des recettes ou des prières, il ne se console pas d'une illusion : il accomplit exactement l'opération qui fait qu'un mort continue de parler. L'équipe qui facilite matériellement ce travail — un enregistreur, une table, du temps sans intrusion — participe à un acte dont la portée dépasse le réconfort immédiat.

8.3.3 La logothérapie de Viktor Frankl : trouver un sens dans la souffrance

Frankl (1946/1988), psychiatre viennois survivant des camps, a fondé une psychothérapie sur la thèse que la volonté de sens constitue la motivation humaine première. Il distingue trois voies d'accès au sens : ce que l'on crée ou accomplit, ce que l'on éprouve ou aime, et l'attitude adoptée face à une souffrance inévitable. C'est cette troisième voie, celle des valeurs d'attitude, qui demeure disponible lorsque toutes les autres se sont fermées.

La thèse est puissante et facilement déformable. Frankl ne soutient pas que la souffrance a un sens en elle-même, ni qu'elle serait bonne : il soutient qu'un sujet peut, dans certaines conditions, adopter devant elle une attitude qui reste sienne. La différence est capitale, et l'usage édifiant qui a parfois été fait de son œuvre la trahit.

Les prolongements contemporains sont solides. Breitbart et ses collaborateurs (2010, 2015) ont opérationnalisé cette approche en psychothérapie centrée sur le sens pour patients atteints de cancer avancé, avec des résultats mesurables sur la détresse existentielle et le désir de mort précipitée. C'est aujourd'hui l'un des rares ponts démontrés entre une philosophie du sens et une pratique clinique évaluable.

CHAPITRE 9 LES APPROCHES MÉTAPHYSIQUES DU PASSAGE

9.1 Dualisme et monisme : les rapports de l'âme, de l'esprit et du corps

9.1.1 Le dualisme platonicien et cartésien : l'âme prisonnière du corps

Descartes (1641/1979) reformule le dualisme en termes de substances : la chose pensante, inétendue et indivisible, se distingue réellement de la chose étendue. Cette distinction a rendu possible la médecine moderne en autorisant le traitement du corps comme un mécanisme, et elle a simultanément produit la difficulté que nous n'avons pas résolue depuis : comment deux substances hétérogènes interagissent-elles ?

Ryle (1949) a raillé cette construction sous le nom de fantôme dans la machine, en soutenant qu'elle repose sur une erreur de catégorie. La critique est largement acceptée aujourd'hui, y compris par la plupart des théologiens.

L'héritage clinique du dualisme demeure pourtant partout : dans la séparation institutionnelle du soin somatique et du soin psychique, dans l'expression prendre en charge le patient dans sa globalité, qui ne serait pas nécessaire si l'unité allait de soi, et dans la difficulté persistante des équipes à situer la douleur dite psychogène.

9.1.2 L'hylémorphisme aristotélicien et thomiste : l'unité substantielle de la personne

Aristote propose une autre solution : l'âme est la forme du corps vivant, son principe d'organisation et non un habitant. Thomas d'Aquin reprend cette thèse et l'intègre à la théologie chrétienne, au prix d'une difficulté qu'il assume — si l'âme est forme du corps, une âme séparée n'est pas une personne complète, ce qui rend la résurrection nécessaire et non superflue.

Cette position est plus proche de l'expérience clinique que le dualisme. Elle rend compte du fait qu'une atteinte cérébrale modifie la personnalité, qu'une douleur non soulagée détruit la capacité de penser, et qu'un patient ne se vit pas comme un esprit logé dans un organisme.

Elle éclaire aussi une pratique pastorale. Si la personne est une unité, alors le soin du corps est déjà un soin spirituel, et l'aide-soignante qui installe correctement un patient accomplit un acte dont la portée excède la technique. Ce point sera repris au chapitre 23.

9.1.3 Les monismes matérialistes contemporains et le défi des neurosciences

Les neurosciences ont établi des corrélations serrées entre états mentaux et états cérébraux, jusqu'à rendre plausible pour beaucoup l'hypothèse d'une identité pure et simple. Changeux (1983) en a proposé une formulation forte, que son dialogue public avec Ricœur (Changeux et Ricœur, 1998) a permis de discuter avec précision : Ricœur y objecte que le discours en troisième personne sur le cerveau et le discours en première personne sur le vécu ne sont pas traduisibles l'un dans l'autre, et que leur juxtaposition n'est pas une explication.

Chalmers (1995) a nommé problème difficile la question de savoir pourquoi il y a une expérience subjective plutôt que des traitements d'information sans intériorité. La question demeure ouverte, et l'honnêteté impose de dire qu'aucune position — matérialiste, dualiste ou hylémorphiste — n'est aujourd'hui démontrée.

Cette indécision a une portée pratique. Elle interdit à l'accompagnant croyant d'affirmer que la science établirait la survie de l'âme, et elle interdit symétriquement à l'accompagnant matérialiste de traiter l'espérance du patient comme une erreur factuelle démontrée.

9.2 Destin et providence : téléologie de l'existence humaine

9.2.1 Destin, fatalité et déterminisme : les figures de la nécessité

Trois notions sont régulièrement confondues. La fatalité désigne un ordre auquel rien n'échappe, quoi qu'on fasse. Le déterminisme affirme que tout état découle nécessairement des états antérieurs selon des lois, sans intention. Le destin, enfin, suppose une orientation, un sens assigné à une existence particulière.

La distinction n'est pas académique : les patients emploient ces mots indifféremment, et derrière la même phrase — c'était écrit — peuvent se loger une résignation, une révolte ou une confiance. La tâche de l'accompagnant est d'entendre laquelle.

Spinoza offre ici une position intéressante, souvent mal comprise : la nécessité n'est pas une force extérieure mais l'ordre même du réel, et la liberté consiste à en comprendre l'enchaînement plutôt qu'à s'y opposer. Cette sagesse rejoint le stoïcisme sans le fatalisme passif qu'on lui prête.

9.2.2 La providence : gouvernement divin et liberté humaine

La théologie classique refuse l'alternative entre providence et liberté. Thomas d'Aquin soutient que Dieu agit par les causes secondes, c'est-à-dire à travers l'ordre naturel et les libertés créées, et non en concurrence avec elles. Une maladie n'est donc pas envoyée, elle survient dans un monde dont les régularités sont elles-mêmes voulues.

Cette précision, techniquement classique, est pastoralement décisive. La phrase Dieu l'a voulu, prononcée devant une famille endeuillée, ne relève d'aucune doctrine sérieuse : elle attribue à une intention divine directe ce qui relève de la causalité créée, et elle transforme le Dieu de la consolation en auteur du malheur.

La formulation défendable est plus exigeante et moins immédiate : la foi ne dit pas pourquoi cela arrive, elle dit que celui qui traverse cela n'est pas abandonné. La différence entre ces deux propositions sépare une pastorale acceptable d'une pastorale toxique.

9.2.3 La question du mal et le scandale de la mort injuste

La théodicée leibnizienne, qui entreprend de justifier Dieu au regard du mal, a été durablement disqualifiée moins par la philosophie que par l'histoire du XXe siècle. Jonas (1984/1994), après Auschwitz, a proposé de repenser la toute-puissance divine plutôt que de justifier l'injustifiable ; Ricœur (1986) a soutenu que le mal appelle une action et une plainte plutôt qu'une explication.

La tradition chrétienne dispose par ailleurs d'une ressource que la théodicée avait négligée : le livre de Job, où la plainte du juste n'est pas condamnée mais validée contre les amis qui expliquent, et où Dieu ne fournit aucune réponse théorique.

La conséquence pour l'accompagnement est immédiate. Devant la mort d'un enfant ou d'un jeune parent, aucune explication n'est recevable, et toute tentative d'en fournir une blesse. Ce qui reste possible est de tenir la plainte ouverte et de ne pas quitter la pièce.

VIGNETTE 4 — Ne pas expliquer, élargir. *Œuvre de référence : Igisobanuro cy'urupfu (La signification de la mort), 2014.*

> *Idée maîtresse, en paraphrase : la compassion ne se divise pas ; elle s'étend à tous les morts, sans condition préalable.*

Ce qui frappe, dans cette composition présentée comme un requiem de réconciliation, est ce qu'elle ne fait pas. Elle n'explique pas le mal, ne le justifie pas, ne lui assigne aucune fonction pédagogique ou providentielle. Elle ne propose aucune théodicée.

Elle opère un autre geste : elle élargit le cercle de ceux qu'il faut pleurer. Le mouvement n'est pas explicatif mais extensif. Là où la douleur tend spontanément à se refermer sur ses propres morts, la proposition consiste à ouvrir la compassion sans conditions préalables, en tenant que la souffrance d'autrui ne diminue pas la sienne.

Ce geste rejoint la position développée dans la sous-section précédente à partir de Job, de Ricœur et de Jonas. Devant le mal, l'explication est une fausse route ; l'action et la plainte sont recevables. Il faut y ajouter, sur la foi de cette œuvre, une troisième voie : l'élargissement du souci. Devant une famille dévastée par une mort injuste, la seule proposition qui

n'insulte pas leur douleur est parfois de leur signaler qu'ils ne sont pas seuls à la porter.

9.3 L'immortalité de l'âme, l'expérience du temps et l'horizon de l'éternité

9.3.1 Les arguments classiques de l'immortalité et leurs critiques

Le Phédon propose plusieurs arguments — la réminiscence, la simplicité de l'âme, sa parenté avec l'intelligible — dont aucun n'est aujourd'hui tenu pour concluant. Kant, tout en réfutant les preuves rationnelles de l'immortalité dans la Critique de la raison pure, la réintroduit dans la Critique de la raison pratique comme postulat : la moralité exige un achèvement que la vie finie ne permet pas.

Ce déplacement est instructif. L'immortalité cesse d'être une conclusion démontrée pour devenir une exigence du sens moral. On ne prouve pas la survie ; on montre qu'une existence qui la présuppose se comprend autrement.

La théologie chrétienne, pour sa part, ne fonde pas son espérance sur l'immortalité naturelle de l'âme mais sur la résurrection, c'est-à-dire sur un acte divin et non sur une propriété de la nature humaine. Cette différence, développée au chapitre 17, distingue radicalement les deux discours que l'usage courant confond.

9.3.2 Éternité, sempiternité et hors-temps : clarifications conceptuelles

Trois notions doivent être distinguées. La sempiternité désigne une durée sans fin, une succession indéfinie d'instants. L'éternité, dans la définition classique de Boèce reprise par la scolastique, désigne au contraire la possession simultanée et complète d'une vie sans limites, c'est-à-dire l'absence de succession. L'intemporel, enfin, qualifie ce qui échappe au temps sans le vivre, comme une vérité mathématique.

La confusion la plus fréquente assimile la vie éternelle à une durée interminable. Cette représentation produit spontanément l'ennui —

beaucoup de patients l'avouent — et elle contredit la tradition, pour laquelle l'éternité n'est pas un temps allongé mais un autre régime d'existence.

La portée pastorale est réelle. Un patient qui redoute l'éternité comme une salle d'attente sans fin ne doute pas de la foi : il en a reçu une version déformée, et la rectification conceptuelle peut lui rendre l'espérance désirable.

9.3.3 Ce que croire à un après change concrètement dans l'accompagnement

Les données empiriques sont plus nuancées que ne le supposent les deux camps. Balboni et ses collaborateurs (2007) ont montré que le soutien spirituel apporté par l'équipe soignante s'associe à une meilleure qualité de vie en fin de vie. Phelps et ses collaborateurs (2009) ont établi en revanche un résultat contre-intuitif : un recours élevé au coping religieux s'associe à des soins plus agressifs dans la dernière semaine, y compris ventilation et réanimation.

L'interprétation la plus plausible est que la foi ne produit pas mécaniquement l'acceptation. Selon la manière dont elle est vécue, elle peut soutenir un consentement ou alimenter l'attente d'un miracle et le refus de toute limitation thérapeutique.

Deux conséquences en découlent pour la pratique. Il est erroné d'affirmer que les croyants meurent plus sereinement, et il est tout aussi erroné de traiter la religiosité comme un obstacle à la démarche palliative. Ce qui compte n'est pas la croyance déclarée, mais la manière dont elle est mobilisée — ce que seul un entretien attentif peut établir, et jamais une case cochée dans un dossier.

TROISIÈME PARTIE. LES EXPLICATIONS PSYCHOLOGIQUES ET SOCIALES

L'expérience humaine de la finitude et de la rupture

CHAPITRE 10 LA PSYCHOLOGIE DE LA MORT ET DE LA FIN DE VIE

10.1 L'angoisse existentielle et la peur viscérale de l'anéantissement

10.1.1 Anatomie de l'angoisse de mort : trois peurs distinctes

Ce que l'on nomme globalement peur de la mort recouvre au moins trois objets qu'il faut apprendre à séparer, car ils n'appellent pas les mêmes réponses. La première est la peur du processus de mourir : souffrir, étouffer, perdre la tête, être seul au moment ultime. Elle est concrète, documentée, et elle est très largement accessible à une réponse clinique — c'est même la principale justification des soins palliatifs.

La deuxième est la peur de l'état de mort, c'est-à-dire de ce qui suit : le néant pour les uns, le jugement pour les autres, l'inconnu pour la plupart. Aucun antalgique n'y répond, et aucune information non plus. Elle relève de l'entretien existentiel ou spirituel, jamais de la réassurance technique.

La troisième, souvent la plus vive, est la peur des conséquences pour les autres : le conjoint qui restera seul, l'enfant handicapé dont on ne sait qui s'occupera, la dette non remboursée, l'entreprise familiale sans successeur. Yalom (1980) l'avait notée : bien des patients supportent l'idée de leur propre disparition et s'effondrent devant celle de ceux qu'ils laissent.

La conséquence pratique est simple et rarement appliquée. Devant un patient qui se dit angoissé, la première question utile n'est pas de rassurer mais de demander de quoi précisément il a peur. Trois fois sur quatre, la réponse déplace entièrement l'objet de l'intervention, et il arrive qu'un appel à un notaire soulage davantage qu'un anxiolytique.

10.1.2 La théorie de la gestion de la terreur et ses apports

Freud (1915) avait avancé que nul ne croit véritablement à sa propre mort, et que dans l'inconscient chacun se tient pour immortel. Becker (1973) a repris cette intuition en soutenant que l'essentiel de la culture — projets, œuvres, religions, nations — fonctionne comme un système de défense contre la terreur de l'anéantissement.

Greenberg, Pyszczynski et Solomon (1986) en ont tiré un programme de recherche expérimentale, la théorie de la gestion de la terreur. Son protocole type consiste à rendre saillante la mortalité chez des sujets, puis à mesurer les effets sur leurs jugements. Les résultats convergent : le rappel de la mortalité renforce l'attachement aux valeurs du groupe d'appartenance, durcit les jugements envers ceux qui les contestent, et accroît le besoin d'estime de soi.

Ces travaux, discutés quant à leur reproductibilité, gardent une valeur descriptive considérable pour notre sujet. Ils expliquent pourquoi la proximité de la mort exacerbe les identités : le patient devient plus attaché qu'il ne l'était à sa langue, à sa région d'origine, à ses convictions religieuses. Ce n'est pas une régression, c'est un mécanisme de protection.

Ils éclairent également le comportement de l'entourage, y compris soignant. Une équipe confrontée quotidiennement à la mortalité rendue saillante développe des rigidités de fonctionnement, des attachements procéduraux et une intolérance à la contestation qui ne s'expliquent pas seulement par la charge de travail.

10.1.3 Distinguer angoisse existentielle et trouble anxieux caractérisé

Le repérage différentiel est délicat et il engage des décisions thérapeutiques. L'angoisse existentielle est proportionnée à la situation, fluctuante, accessible à la parole, et elle coexiste avec des moments de calme, d'humour et d'intérêt. Le trouble anxieux caractérisé est envahissant, peu modulé par le contexte, associé à des manifestations somatiques persistantes, et il réduit la capacité du sujet à profiter de ce qui reste.

La confusion se produit dans les deux sens et les deux erreurs sont coûteuses. Traiter une angoisse existentielle par un anxiolytique revient à faire taire une question ; le patient se calme, il ne va pas mieux, et l'occasion de parler est perdue. Inversement, interpréter comme existentielle une anxiété qui relève d'un trouble caractérisé, ou d'une cause organique comme une hypoxie ou une douleur non soulagée, prive le patient d'un traitement efficace.

La règle de sécurité est d'éliminer d'abord les causes somatiques. Une agitation nocturne est bien plus souvent une rétention urinaire, une douleur mal couverte ou un début de délirium qu'une crise spirituelle, et l'ordre d'exploration doit refléter cette fréquence.

10.2 Les mécanismes de défense psychiques face à la finitude

10.2.1 Le déni et le refoulement de la mortalité individuelle

Le déni est le mécanisme le plus commenté et le plus mal compris. Il ne s'agit pas d'un mensonge ni d'un défaut d'information : c'est un processus inconscient qui protège le psychisme d'une réalité qu'il ne peut pas encore intégrer. Ruszniewski (1995) a montré qu'il fonctionne le plus souvent de manière partielle et fluctuante : le même patient peut organiser ses funérailles le matin et parler de ses vacances de l'été prochain l'après-midi, sans contradiction vécue.

Cette oscillation déroute les familles, qui y voient de l'incohérence, et certains soignants, qui y voient une occasion de rétablir la vérité. C'est précisément l'erreur à éviter. Le déni est une défense, non un symptôme à supprimer ; le lever de force expose à un effondrement dépressif sans bénéfice.

La question utile n'est donc pas de savoir si le patient est dans le déni, mais si ce déni lui coûte quelque chose : l'empêche-t-il de prendre une décision urgente, de dire un adieu, de protéger juridiquement un proche ? Si oui, un travail patient est indiqué. Sinon, il faut le laisser tranquille.

Une précision s'impose enfin sur le déni des proches, souvent plus tenace que celui du malade. Il arrive fréquemment que le patient sache, se taise pour protéger sa famille, et que la famille sache également et se taise pour le protéger. Le chapitre 13 nommera ce dispositif la conspiration du silence.

10.2.2 Projection, régression, clivage et rationalisation

D'autres mécanismes s'observent régulièrement. La projection attribue à autrui l'affect insupportable : le patient qui déclare que sa femme ne supportera pas la vérité exprime souvent sa propre difficulté. La reconnaître évite de traiter comme un renseignement clinique ce qui est une opération défensive.

La régression fait retour à des modes de fonctionnement antérieurs : dépendance accrue, exigences immédiates, susceptibilité, parfois tutoiement de l'équipe et abandon des convenances. Elle est adaptative dans une certaine mesure, puisqu'elle permet d'accepter des soins que la dignité d'adulte rendrait insupportables. Elle devient problématique lorsqu'elle installe une passivité totale.

Le clivage sépare les objets en bons et mauvais, ce qui produit en unité de soins une configuration bien connue : l'infirmière du matin est admirable, celle du soir est incompétente, un médecin est humain, l'autre est un boucher. L'équipe qui ignore ce mécanisme se déchire réellement autour d'un patient qui a simplement réparti sur elle son ambivalence.

La rationalisation, enfin, revêt une forme spécifique en fin de vie : la recherche obsessionnelle d'une cause. Le patient reconstitue son histoire pour y trouver la faute — le tabac, le stress, la rancune non pardonnée, parfois une punition divine. Ruszniewski souligne que cette quête, bien qu'elle produise de la culpabilité, remplit une fonction : un monde où l'on est puni reste un monde ordonné, ce qui est moins effrayant qu'un monde arbitraire.

10.2.3 Les défenses adaptatives : humour, sublimation, ritualisation, altruisme

Toutes les défenses ne se valent pas, et certaines soutiennent remarquablement le sujet. L'humour est la plus fréquente et la plus déconcertante pour l'entourage : un patient qui plaisante sur son cercueil n'est ni frivole ni dans le déni, il prend une distance qui lui permet de nommer l'innommable. Le soignant qui reçoit mal cette plaisanterie ferme une porte.

La sublimation transforme l'angoisse en production : écrire, peindre, enregistrer, transmettre des recettes ou des archives familiales. Elle rejoint directement la générativité décrite au chapitre 8 et fournit à l'équipe des supports d'intervention concrets.

La ritualisation, qu'elle soit religieuse ou profane, organise le temps et rend l'attente habitable : l'heure du café, la prière du soir, l'appel quotidien à un petit-fils. Ces routines minuscules ne doivent jamais être bousculées pour des raisons d'organisation du service.

L'altruisme enfin — se soucier d'un autre patient, s'inquiéter pour l'infirmière fatiguée, refuser de déranger — est ambivalent. Il soutient l'estime de soi et il peut simultanément conduire à taire une douleur. L'équipe doit valoriser le premier aspect en désamorçant le second, notamment en répétant qu'exprimer un symptôme n'est pas déranger.

10.3 Repérage clinique en fin de vie

10.3.1 Dépression, démoralisation et détresse existentielle : un diagnostic différentiel

La tristesse en fin de vie n'est pas pathologique : elle est proportionnée. La difficulté clinique consiste à ne pas médicaliser une tristesse légitime tout en ne laissant pas passer une dépression caractérisée, dont la prévalence est significative et le traitement efficace, y compris à un stade avancé.

Les critères somatiques habituels — fatigue, anorexie, perte de poids, troubles du sommeil — sont inutilisables ici, puisqu'ils appartiennent à la maladie. Le diagnostic repose donc sur les critères cognitifs et affectifs : anhédonie complète, dévalorisation, culpabilité disproportionnée, désespoir, incapacité à envisager le moindre plaisir.

Kissane (2001) a proposé de distinguer un syndrome de démoralisation, caractérisé par la perte de sens, l'impuissance et le sentiment d'échec personnel, sans anhédonie : le patient démoralisé pourrait encore éprouver du plaisir, mais il ne voit plus à quoi bon. La distinction est utile parce que le traitement diffère — la démoralisation répond aux interventions centrées sur le sens plutôt qu'aux antidépresseurs.

Vachon, Fillion et Achille (2009) ont proposé pour la francophonie une clarification du concept de souffrance existentielle, montrant qu'il recouvre des réalités hétérogènes et qu'il ne saurait servir de catégorie fourre-tout pour tout ce que l'équipe ne sait pas nommer.

10.3.2 Le désir de mort précipitée : une demande qui est d'abord une parole

Les travaux fondateurs de Chochinov et de ses collaborateurs (1995) ont établi deux faits qui devraient être connus de toute équipe. Le désir de mort anticipée est fréquent sous forme transitoire et rare sous forme stable et durable. Et il est fortement associé à la dépression et à la douleur non contrôlée, l'une et l'autre traitables. Breitbart et ses collaborateurs (2000) ont ensuite montré que le désespoir constitue un prédicteur au moins aussi puissant que la dépression elle-même.

Il en découle une règle qui ne souffre pas d'exception : une demande de mort est d'abord une communication, et elle doit être explorée avant d'être traitée comme une décision. Explorer ne signifie pas dissuader. Il s'agit de comprendre ce que la demande dit — épuisement, douleur, peur d'un scénario précis, sentiment d'être un fardeau, perte de sens, ou volonté réfléchie et stable.

Cette exploration est compatible avec l'existence d'un cadre légal d'aide médicale à mourir, et elle en est même la condition. Un dispositif qui accueillerait la demande sans l'explorer traiterait comme un choix libre ce qui peut être un symptôme réversible. Le chapitre 22 développera cette articulation.

Une dernière observation clinique mérite d'être notée. Un patient qui obtient une réponse sérieuse à sa demande — un temps d'écoute, une reprise du contrôle de la douleur, l'assurance qu'il ne sera pas abandonné — retire fréquemment sa demande sans que rien n'ait changé dans son pronostic. Ce n'est pas une manipulation de sa part : c'est que sa demande portait sur autre chose que la mort.

CHAPITRE 11 LE DEUIL PRIMAIRE DU PATIENT : LE PROCESSUS INTIME DU RENONCEMENT

11.1 Les dimensions corporelles et identitaires du renoncement

11.1.1 Le deuil de son propre corps et l'épreuve de la dégradation physique

Le premier deuil du malade grave n'est pas celui de la vie : c'est celui de son corps. Merleau-Ponty (1945) avait établi que nous ne possédons pas un corps, nous sommes notre corps, et que celui-ci est d'ordinaire silencieux, transparent à l'action. La maladie rompt cette transparence : le corps devient opaque, encombrant, objet de surveillance, adversaire.

Bury (1982) a nommé cette expérience rupture biographique : la maladie chronique ne s'ajoute pas à une existence, elle en interrompt le fil et oblige à reconstruire le récit de soi. Charmaz (1983) a décrit dans la même perspective la perte de soi comme forme fondamentale de souffrance chez le malade chronique — souffrance qui procède moins des symptômes que de l'effondrement progressif des images valorisées de soi-même.

La dégradation visible ajoute une dimension sociale. Le regard des autres change, y compris celui des proches, et le patient le perçoit avant qu'on ne le lui dise. Le Breton (1990) a montré combien nos sociétés investissent l'apparence corporelle comme support identitaire, ce qui aggrave le coût de l'altération.

Cliniquement, ce deuil se manifeste par des détails que l'équipe risque de sous-estimer : le refus obstiné du miroir, la demande d'une perruque, la honte devant une toilette, la préférence pour la pénombre. Y répondre relève d'un savoir-faire modeste et décisif — frapper, annoncer ce que l'on va faire, couvrir ce qui n'est pas soigné, ne jamais commenter un corps devant son propriétaire.

11.1.2 Le deuil de l'autonomie motrice et l'altération de l'image de soi

La perte d'autonomie suit une séquence assez stable et chaque palier a sa signification propre. Ne plus conduire retranche du monde social. Ne plus monter l'escalier réduit le domicile. Ne plus se laver seul introduit un tiers dans l'intimité. Ne plus contrôler ses sphincters est presque toujours vécu comme la déchéance décisive, et c'est le motif le plus fréquemment invoqué lorsqu'un patient dit qu'il ne veut pas en arriver là.

Chochinov (2002) a confirmé cette hiérarchie : la dépendance pour les fonctions corporelles élémentaires est l'un des déterminants les plus puissants de l'effondrement du sentiment de dignité, plus que la douleur elle-même.

Un phénomène complique le tableau. Les seuils que les patients déclarent inacceptables sont régulièrement franchis puis vécus, et la vie continue d'avoir un prix à leurs yeux. Ce décalage entre le seuil anticipé et le seuil réellement vécu — déjà rencontré au chapitre 4 sous le nom de réponse d'adaptation — doit être connu de l'équipe et rappelé aux familles.

Il commande une réserve importante à l'égard des déclarations anticipées formulées en bonne santé. Elles gardent toute leur valeur juridique et morale, mais elles ont été écrites par quelqu'un qui ignorait ce que serait effectivement cette vie.

11.2 Les dimensions matérielles, sociales et existentielles de la perte

11.2.1 Le deuil de ses biens matériels et le dépouillement ultime

La maladie grave produit une contraction matérielle progressive : la maison devient l'appartement, l'appartement devient la chambre, la chambre devient le lit et sa table de nuit. Les objets qui subsistent sur cette table condensent une existence entière, et leur choix n'est jamais indifférent.

Ce dépouillement n'est pas seulement subi. Beaucoup de patients l'organisent activement — distribuer, léguer, désigner qui recevra quoi. Cette activité, que l'entourage juge parfois morbide et cherche à retarder, remplit trois fonctions : elle rend au patient un pouvoir de décision alors que tout le reste lui échappe, elle prépare la transmission, et elle permet de dire par les objets ce que les mots n'atteignent pas.

L'accompagnant a donc intérêt à soutenir ce travail plutôt qu'à le différer, y compris lorsqu'il met la famille mal à l'aise. Refuser d'entendre à qui doit revenir la montre, c'est refuser une parole testamentaire au sens propre.

11.2.2 Le deuil de ses rôles sociaux et de sa place dans la cité

Une identité adulte se construit largement sur des rôles : métier, fonction, responsabilités associatives, place dans une famille, position dans une communauté. La maladie les retire les uns après les autres, souvent plus vite que les capacités réelles ne l'exigeraient.

Ce retrait s'accompagne d'un phénomène que la sociologie a nommé mort sociale et que le chapitre 2 a présenté : le patient cesse d'être consulté, on parle de lui plutôt qu'avec lui, ses avis deviennent des préférences à ménager plutôt que des décisions à respecter. Il perd son statut d'interlocuteur avant de perdre la vie.

Ce processus est particulièrement brutal pour ceux dont l'identité reposait massivement sur la fonction — dirigeants, soignants, clercs, artisans réputés. Il l'est également pour les personnes migrantes dont le rôle communautaire compensait un déclassement professionnel dans le pays d'accueil.

La contre-mesure est simple et coûte peu : continuer de solliciter l'avis du patient sur ce qui reste de son ressort, y compris trivial, et lui reconnaître une compétence dans un domaine quelconque. Un homme qui ne peut plus rien décider de sa maladie peut encore décider de la place du fauteuil.

11.2.3 Le deuil de son avenir et le renoncement aux projets inachevés

La perte de l'avenir est spécifique : elle porte non sur ce que l'on a eu, mais sur ce que l'on n'aura pas. Le mariage d'un enfant, la naissance annoncée d'un petit-fils, le voyage préparé, le livre commencé, la maison au pays qui ne sera pas terminée — ces objets n'ont jamais existé et pourtant leur perte est réelle.

Les patients formulent souvent cette perte sous forme de dates : ne pas voir le printemps, ne pas être là en septembre. La construction d'objectifs intermédiaires atteignables — assister à un baptême, terminer une lettre, revoir une personne précise — a une valeur thérapeutique documentée et fournit à l'accompagnement une structure temporelle.

Il faut cependant se garder d'une utilisation abusive de cette technique. Fixer un objectif que le patient n'atteindra manifestement pas ajoute un échec à sa fin, et il vaut mieux plusieurs cibles rapprochées qu'une seule cible lointaine.

11.3 Le deuil relationnel et affectif

11.3.1 L'arrachement familial : dire adieu à ses descendants et à ses ascendants

Le deuil des liens est le plus douloureux et le dernier consenti. Il ne se répartit pas également : quitter un conjoint, un enfant, un parent âgé ne pèse pas du même poids et ne mobilise pas les mêmes affects.

La situation la plus lourde reste celle du parent d'enfants mineurs, qui cumule le chagrin de la séparation et l'angoisse de l'avenir de ceux qu'il laisse. Elle appelle un travail spécifique : désignation d'un tuteur, lettres différées, enregistrements, transmission d'objets datés. Le chapitre 24 en traitera l'aspect pédiatrique.

La situation inverse — mourir avant ses propres parents — comporte une culpabilité particulière, celle d'infliger à des ascendants âgés l'inversion de l'ordre des générations. Beaucoup de patients tentent alors de protéger leurs parents en leur cachant la gravité, ce qui prive ceux-ci de la possibilité d'un adieu.

On observe enfin, dans les familles issues de l'immigration, une configuration douloureuse : des ascendants restés au pays, qu'il est impossible de faire venir pour des raisons de visa ou de coût, et qui apprendront la mort par téléphone. La médiation par appel vidéo, souvent proposée tardivement et sans préparation, mérite d'être organisée avec autant de soin qu'une visite physique.

VIGNETTE 5 — L'orphelin qui chante. *Œuvre de référence : Nzagukunda (Je t'aimerai), compositions de mémoire et de consolation du répertoire.*

Idée maîtresse, en paraphrase : celui qui a perdu les siens ne console pas du dehors ; il chante depuis la même place.

Le compositeur dont il est ici question a perdu son père à l'âge de treize ans. Une part de son œuvre est écrite depuis cette place, et cette provenance en modifie la réception : ce n'est pas un consolateur extérieur qui s'adresse aux endeuillés, c'est l'un d'eux.

Cette position d'énonciation constitue à elle seule un enseignement pour l'accompagnement. Les endeuillés distinguent immédiatement une parole formulée depuis l'extérieur d'une parole formulée depuis l'intérieur, et ils n'accordent qu'à la seconde une autorité réelle. C'est la raison pour laquelle les groupes de pairs obtiennent souvent ce que des professionnels compétents n'obtiennent pas.

Il ne s'ensuit pas qu'un accompagnant doive avoir vécu un deuil pour être légitime — cette exigence est excessive et invérifiable. Il s'ensuit qu'il ne doit jamais laisser croire qu'il comprend de l'intérieur ce qu'il n'a pas traversé. La phrase je sais ce que vous ressentez est presque toujours entendue comme une usurpation, et elle ferme la conversation qu'elle prétendait ouvrir.

11.3.2 Le détachement amical et la fermeture du cercle des relations

Le cercle relationnel se rétracte selon une loi presque constante : les relations professionnelles disparaissent en quelques semaines, les amitiés de circonstance ensuite, les amitiés anciennes tiennent plus longtemps, et le noyau final se réduit à quelques personnes, souvent moins nombreuses que le patient ne l'aurait prédit.

Cette raréfaction est vécue comme un abandon, et elle l'est parfois. Mais elle procède le plus souvent de la maladresse et de la peur : les visiteurs ne savent pas quoi dire, redoutent de déranger, craignent de pleurer, et l'absence s'installe faute d'une permission explicite de venir.

Un rôle utile de l'accompagnant consiste à formuler cette permission auprès de l'entourage, avec des indications concrètes : venir peu de temps, ne rien préparer, se taire est acceptable, on peut parler d'autre chose que de la maladie, on peut revenir même si la dernière visite s'est mal passée.

11.3.3 Le deuil de la vie intime et amoureuse

C'est la dimension la plus systématiquement passée sous silence, par les équipes comme par les proches. On suppose que la sexualité cesse d'être une question dès lors que la vie est menacée. Les patients disent le contraire, lorsqu'on leur donne l'occasion de le dire.

Ce qui se perd n'est pas seulement l'activité sexuelle : c'est le contact, la nudité partagée sans soin, le fait de dormir contre quelqu'un, la certitude d'être encore désirable. La transformation du conjoint en aidant, en manipulateur de corps et en gestionnaire de traitements abolit une dissymétrie qui fondait la relation amoureuse.

Le lit médicalisé, souvent installé à juste titre pour des raisons de sécurité, produit à lui seul une séparation nocturne définitive dont personne n'a discuté et que personne n'a pleurée. Elle mériterait d'être nommée au moment où on l'installe.

La conduite recommandable est d'ouvrir la question sans l'imposer, une fois, clairement, en offrant au couple un espace : des heures sans intrusion, une porte fermée, la possibilité matérielle de s'allonger à deux. Beaucoup d'équipes découvrent avec surprise que cette autorisation explicite est ce que le couple attendait sans oser le demander.

11.4 Les modèles théoriques de l'adaptation psychologique

11.4.1 Les stades du mourir selon Élisabeth Kübler-Ross

Kübler-Ross (1969/1975), à partir d'entretiens conduits avec des patients de l'hôpital de Chicago, a décrit cinq réactions successives : le déni, la colère, le marchandage, la dépression et l'acceptation. L'influence de ce modèle est considérable, et son mérite historique l'est également : il a rendu pensable et enseignable le fait que le mourant a une vie psychique, ce qui n'allait alors pas de soi.

Le modèle a été très tôt transformé en norme, contre l'intention de son auteure. Des équipes se sont mises à évaluer les patients selon leur avancement dans les stades, à considérer la colère comme une étape à traverser et l'acceptation comme un but à atteindre.

Corr (1993) a formulé la critique la plus mesurée : ce qu'il faut retenir de Kübler-Ross n'est pas la séquence, mais le principe méthodologique — écouter les patients. Ce qu'il faut abandonner, c'est l'idée que les réactions se succèdent dans un ordre et que l'une d'elles constitue un aboutissement.

11.4.2 Critiques, limites de la linéarité et modèles d'oscillation

Les données empiriques n'ont pas confirmé la linéarité. Maciejewski et ses collaborateurs (2007) ont testé la théorie des stades sur une cohorte d'endeuillés et trouvé que l'acceptation était l'état le plus élevé dès les premières mesures, ce qui contredit l'idée d'un terme atteint après un parcours.

Stroebe et Schut (1999) ont proposé un modèle radicalement différent, dit du double processus : l'endeuillé oscille entre une orientation vers la perte, où il éprouve le chagrin, et une orientation vers la restauration, où il s'occupe de tâches pratiques et regarde ailleurs. L'oscillation elle-même est le mécanisme adaptatif, et non son défaut.

Appliqué au patient mourant, ce modèle rend compte de ce que les équipes observent tous les jours : le passage rapide de la lucidité au projet, de l'angoisse à la trivialité, sans qu'aucune de ces positions n'annule les autres. Un patient qui parle de ses obsèques puis demande le programme télévisé ne se contredit pas ; il respire.

La conséquence pour la pratique est de renoncer aux évaluations de type où en est-il ? au profit d'une question plus utile : de quoi a-t-il besoin maintenant ?

11.5 Étude de cas commentée : l'itinéraire d'un renoncement

Théodore, soixante-sept ans, ancien contremaître dans une usine de transformation, arrivé au Québec à quarante ans, est admis en unité de soins palliatifs pour un cancer digestif métastatique. Marié, trois enfants adultes, une petite-fille de six ans. Il a cessé toute chimiothérapie six semaines plus tôt.

La première semaine, il refuse la visite de l'intervenant en soins spirituels, qu'il assimile à l'annonce d'une fin proche. Il négocie chaque soin, conteste les horaires, réclame de se lever seul et chute. Cette phase, que l'équipe qualifie de non-compliance, correspond en réalité au deuil de l'autonomie motrice décrit en 11.1.2 : chaque acquiescement à l'aide est une reconnaissance de la perte.

La deuxième semaine, il accepte le fauteuil roulant le jour où sa petite-fille doit venir — non par résignation, mais parce qu'un objectif relationnel a rendu le renoncement rentable. Ce basculement illustre le principe posé en 11.2.3 : un renoncement devient acceptable lorsqu'il achète quelque chose.

La troisième semaine, il demande à voir un notaire, puis répartit trois objets : une montre, un outil, un livre de prières. Il pleure une seule fois, en évoquant non sa mort mais la maison inachevée qu'il construisait au pays et que son frère devra terminer. C'est le deuil de l'avenir, et il est plus vif que celui de la vie.

La quatrième semaine, il demande que son épouse puisse dormir dans la chambre. L'équipe déplace un fauteuil-lit. Il meurt six jours plus tard, un dimanche matin, sa femme présente. Aucun de ces épisodes ne relève d'un stade : ils forment une succession de renoncements partiels, chacun ayant eu son prix et son gain.

Ce que le cas enseigne tient en trois observations. Le refus initial n'était pas un rejet du spirituel mais du symbole de la fin. Le levier du consentement n'a jamais été l'argumentation, mais toujours un lien. Et la souffrance la plus vive portait sur un objet — une maison — que nul protocole d'évaluation n'aurait identifié.

11.6 Mourir jeune : dimensions particulières d'une fin prématurée

11.6.1 La spécificité de la mort prématurée

La mort d'un jeune adulte n'est pas une mort ordinaire arrivée trop tôt : elle constitue une catégorie propre, avec sa souffrance spécifique. Neimeyer et Sands (2011) ont montré que l'âge du défunt figure parmi les prédicteurs les plus solides du deuil compliqué chez les proches, indépendamment des autres circonstances. Une société qui a mis des décennies à accompagner le grand âge sait rarement quoi dire devant la fin de quelqu'un qui commençait.

Trois éléments distinguent structurellement cette situation. Le défunt n'a pas eu le temps d'accomplir la générativité décrite au chapitre 8 par les voies ordinaires — carrière, transmission familiale, œuvre longue — et cette absence pose spécifiquement la question de ce qu'il aura laissé. L'ordre des générations est renversé : mourir avant ses parents inflige à des ascendants âgés une inversion qu'ils ne pourront pas réparer. Et le cercle relationnel comporte, à cet âge, des liens dont la société ne dispose d'aucune place codifiée dans les rites — camarades, colocataires, groupes musicaux ou sportifs, communautés confessionnelles ou associatives, et souvent un partenaire non marié.

L'équipe qui accompagne un jeune adulte mourant doit intégrer ce constat sans dramatisation supplémentaire. Le patient sait qu'il meurt à un âge où l'on ne meurt pas. Le lui rappeler ne l'aide pas ; l'ignorer non plus. La posture juste consiste à recevoir la mention de l'âge lorsqu'elle vient, et à ne pas prétendre que cette fin ressemble à une autre.

11.6.2 Ce qui pèse : projets, inachèvements, promesses

Le deuil de l'avenir décrit en 11.2.3 prend chez le jeune adulte une intensité particulière parce qu'une part importante de la vie était encore à venir sous forme de projet plutôt que de souvenir. Les objets du deuil sont précisément les événements qui n'auront pas lieu et que d'autres à cet âge vivent : le mariage préparé, les enfants espérés, les études qui devaient s'achever, le premier emploi qui devait commencer, le voyage promis à un parent.

La situation d'un couple non marié où l'un des deux meurt jeune mérite une mention explicite. Elle est fréquente et elle est mal servie par les institutions, qui distinguent souvent le conjoint marié de tout autre partenaire. Un fiancé ou une fiancée n'a en général aucune reconnaissance juridique ; il ou elle est parfois écarté par la famille du défunt au moment des décisions, puis privé des rites d'endeuillé — congés, mentions publiques, participation aux funérailles au premier rang. Doka (1989) a nommé cette configuration deuil privé de droits (disenfranchised grief) : la perte est réelle, mais la société ne la reconnaît pas comme donnant lieu au statut d'endeuillé. La souffrance qui en résulte est de celles qui ne s'expriment nulle part et se compliquent le plus fréquemment.

La règle utile pour l'équipe est d'élargir explicitement le cercle des interlocuteurs légitimes, avec l'accord du patient tant qu'il est apte. Nommer les amis proches comme personnes à informer, autoriser la présence prolongée d'un partenaire non marié, prévoir la transmission à la communauté d'appartenance — orchestre, paroisse, équipe, groupe d'étudiants — sont des gestes simples dont l'absence produit ensuite des blessures durables.

Il faut ajouter, pour les parents, une reconnaissance particulière. Ils enterrent leur enfant, et la formule dit tout ce qu'il faut savoir de cette souffrance : elle n'a pas de nom simple en français, alors que le veuvage et l'orphelinat en ont un. Rando (1986) a documenté la spécificité et la durée de ce deuil, qui ne se résout pas et se réaménage seulement. Le rôle de l'équipe ne consiste pas à consoler ce qui ne le sera pas, mais à ne pas ajouter à la souffrance et à orienter vers un suivi durable.

11.6.3 Ce qui reste : œuvre, mémoire, transmission

Il existe cependant un versant de la mort jeune que la clinique doit apprendre à voir sans le sacraliser : la possibilité d'une existence brève et féconde. Aristote soutenait qu'une vie s'évalue par son accomplissement et non par sa durée, et Kant rappelait qu'un être humain n'est jamais un moyen pour un autre — donc pas davantage pour la statistique.

Certaines existences courtes laissent une trace disproportionnée à leur durée. Elles y parviennent lorsque le sujet a concentré son activité sur ce qu'il jugeait essentiel, transmis ce qui pouvait l'être avant qu'il n'en reste plus le temps, et confié son œuvre à des mains qui la reprendraient. Cette possibilité n'est pas la règle et il serait indécent d'en faire une norme ; elle est cependant réelle, et elle rend impossible la conclusion défaitiste selon laquelle une vie courte serait nécessairement une vie perdue.

La conséquence clinique est double. Devant un patient jeune, l'accompagnant peut soutenir tout travail de mise en ordre, de transmission, d'enregistrement, d'écriture, sans y forcer et sans confondre cette possibilité avec un devoir. Devant sa famille, il peut soutenir plus tard le récit qui reconnaît ce qui a eu lieu, sans compenser artificiellement ce qui n'a pas pu avoir lieu.

VIGNETTE 13 — Une vie brève et féconde. Vi*vre de référence : ensemble de la production musicale et pédagogique du compositeur, en particulier son travail sur la paix, la réconciliation et la mémoire.*

> *Idée maîtresse, en paraphrase : ce que l'on donne à faire à d'autres avant de mourir vit plus longtemps que soi.*

La figure de Kizito Mihigo offre à cette section son cas d'étude. Compositeur, organiste et chanteur, formé au séminaire puis au Conservatoire de Paris, orphelin très jeune, il consacra sa vie adulte à un travail précis : mettre la musique liturgique et le chant choral au service de la réconciliation, de la pédagogie de la paix et de la mémoire des morts. Il mourut à trente-huit ans en 2020. La brièveté de cette existence n'a pas empêché ce qu'elle a produit.

Trois traits, indépendants de tout contexte politique et de toute controverse, méritent d'être retenus pour l'accompagnement. Le premier tient à la précocité de la vocation. Il commença à composer très jeune, participa à des œuvres publiques importantes dès l'adolescence, et consacra tôt son travail à un objet identifié — le passage, la mémoire, la réconciliation avec les morts. La leçon n'est pas qu'il faille commencer tôt, mais qu'un patient jeune, si l'on prend le temps de l'entendre, sait souvent lui aussi ce que sa vie a été et ce qu'il souhaite en transmettre.

Le deuxième trait tient à la fondation qu'il institua, orientée vers l'éducation, la jeunesse et le travail de mémoire dans les écoles et les communautés. Il transféra ainsi de son vivant une part de son œuvre à des tiers qui la poursuivraient — ce que la générativité de Érickson décrit précisément, et ce que la thérapie de la dignité de Chochinov formalise auprès des patients contemporains. Confier une œuvre à ceux qui la porteront après soi est un acte d'accompagnement de son propre départ que les jeunes patients gagnent à connaître et que les équipes peuvent soutenir concrètement.

Le troisième trait tient à la forme même de son legs. Un compositeur laisse des œuvres qui continuent d'être chantées, dans des chorales, des veillées et des liturgies, longtemps après lui. Cette persistance illustre exactement ce que la vignette 3 avait établi : la voix se tait, l'œuvre continue, et la mémoire des morts se conserve dans ce que les vivants prononcent, chantent et transmettent. Pour un patient jeune inquiet de ne rien laisser, il n'est pas superflu de rappeler que ce qui reste tient parfois à peu de chose — quelques mélodies, quelques phrases, quelques élèves — pourvu que ce peu ait été confié à d'autres.

CHAPITRE 12 LE DEUIL ANTICIPÉ ET LE VÉCU DE L'ENTOURAGE

12.1 Phénoménologie du deuil anticipatoire chez les proches parents

12.1.1 Définition, distinction et fonctions psychiques

La notion apparaît chez Lindemann (1944), qui observa chez des épouses de soldats mobilisés un travail de deuil accompli avant toute perte réelle — au point que certaines, au retour du mari, ne parvenaient plus à réinvestir la relation. Rando (1986, 2000) a systématisé le concept sous le nom de deuil anticipatoire, en insistant sur le fait qu'il ne s'agit pas d'un deuil accompli à l'avance mais d'un processus distinct, portant simultanément sur des pertes passées, présentes et futures.

La distinction est importante. Le deuil post-mortem porte sur une perte accomplie ; le deuil anticipé porte sur une perte en cours, dans une relation encore vivante, avec un être qui change sous les yeux de celui qui l'aime. Les proches perdent quelqu'un par morceaux : d'abord ses capacités, puis ses rôles, parfois sa personnalité, enfin sa présence.

Ses fonctions sont réelles mais limitées. Il permet une préparation cognitive, un réaménagement progressif des rôles familiaux, l'accomplissement de démarches et de paroles. Il ne réduit pas mécaniquement l'intensité du chagrin après le décès, contrairement à une idée répandue : la littérature ne confirme pas qu'un deuil long prépare mieux qu'un deuil brutal.

12.1.2 L'ambivalence coupable : souhaiter la fin et redouter la perte

La configuration affective la plus fréquente et la moins avouable est l'ambivalence. Le proche épuisé souhaite que cela finisse — pour le malade, croit-il, et aussi pour lui-même — puis se juge monstrueux d'avoir formulé ce souhait.

Cette culpabilité produit des comportements en apparence contradictoires : surinvestissement soudain, exigences excessives envers l'équipe, refus de toute limitation thérapeutique. Un proche qui réclame la poursuite d'un traitement manifestement disproportionné exprime souvent moins une conviction médicale qu'une tentative de rachat.

La conduite recommandable consiste à nommer l'ambivalence comme normale, une fois, sans dramatisation. La simple phrase indiquant qu'il est fréquent de souhaiter à la fois que cela dure et que cela s'arrête suffit très souvent à désamorcer la honte, et elle ouvre un espace de parole que trois entretiens formels n'auraient pas obtenu.

Un cas particulier mérite mention : l'ambivalence financière. Le coût des soins, la perte de revenus de l'aidant et la question de l'héritage produisent des pensées que nul n'ose formuler. Elles existent, elles ne sont pas immorales, et les taire les rend toxiques.

12.1.3 Les temporalités décalées : quand la famille pleure avant le patient

Les membres d'une même famille ne progressent jamais au même rythme, et c'est la source principale des conflits décrits au chapitre 13. Une épouse peut avoir intégré le pronostic depuis des mois quand un fils vient d'en prendre connaissance ; un patient peut être prêt à parler de ses obsèques quand sa fille refuse encore d'entendre le mot.

Le décalage le plus douloureux se produit lorsque l'entourage a devancé le patient : la famille a déjà commencé le deuil, elle parle de lui au passé, elle organise l'après, et le malade perçoit qu'il a été enterré vivant.

Le décalage inverse est plus courant. Le patient est prêt, la famille ne l'est pas, et il lui devient impossible d'exprimer ses volontés sans provoquer un effondrement qu'il ne veut pas causer. Il se tait, et ce silence lui coûte ses derniers mois de parole vraie.

La fonction de l'accompagnant est ici de circulation plutôt que de médiation : faire savoir à chacun, avec l'accord de l'intéressé, où en est l'autre. Une part considérable des blocages familiaux se dénoue lorsqu'un tiers transmet une information que chacun croyait interdite.

12.2 Facteurs de vulnérabilité et de protection face à la perte imminente

12.2.1 Les facteurs de risque de deuil pathologique et complexe

Prigerson et ses collaborateurs (2009) ont établi les critères d'un trouble de deuil prolongé, aujourd'hui reconnu dans les classifications internationales : nostalgie envahissante et persistante bien au-delà du délai attendu, difficulté à accepter la perte, incapacité à réinvestir la vie, altération fonctionnelle marquée.

Les facteurs de risque sont bien documentés et repérables avant le décès. Ils tiennent à la nature de la perte — mort d'un enfant, mort brutale, circonstances traumatiques, corps absent ou non vu. Ils tiennent à la relation — dépendance extrême, conflit non résolu, ambivalence intense. Ils tiennent au sujet — antécédents dépressifs, pertes multiples récentes, isolement social. Ils tiennent enfin au contexte — précarité, absence de reconnaissance sociale de la perte, impossibilité de participer aux rites.

Cette dernière catégorie concerne directement les familles migrantes : décès survenu loin des proches, rites impossibles à accomplir selon les usages, absence de la communauté d'origine, corps rapatrié ou au contraire enterré loin des ancêtres.

L'intérêt de ce repérage est qu'il est réalisable pendant l'hospitalisation, avant le décès, à un moment où l'équipe est encore en contact. Un proche identifié comme à risque devrait sortir du service avec un contact nominatif et non avec une brochure.

VIGNETTE 6 — Un deuil sans sépulture

Œuvre de référence : Igisobanuro cy'urupfu (La signification de la mort) et œuvres de commémoration du répertoire.

Idée maîtresse, en paraphrase : lorsqu'il n'existe aucune tombe où se rendre, l'assemblée qui chante tient lieu de lieu.

Il existe des deuils privés de tombe. Les corps disparus, les morts en mer, les défunts inhumés dans des lieux inaccessibles, les décès survenus loin de la famille laissent les survivants sans destination, sans date, sans lieu où se rendre.

Une part importante de la musique de commémoration remplit précisément cette fonction de substitution : elle constitue un lieu portatif. On ne peut pas se rendre sur une tombe, mais on peut réunir des personnes, à une date convenue, et chanter. Le rite s'accomplit alors dans le temps plutôt que dans l'espace.

Cette observation a une application clinique immédiate, développée au chapitre 23. Lorsqu'une famille se trouve dans l'impossibilité d'accomplir ses rites — corps non rapatriable, communauté dispersée, officiant absent —, la question à travailler n'est pas de savoir comment obtenir le lieu manquant, mais quel substitut temporel peut être institué : une date, une réunion, un chant, une lecture répétée chaque année. Ce substitut n'a rien d'un pis-aller ; il constitue, pour beaucoup de communautés en diaspora, le rite réel.

12.2.2 Les facteurs protecteurs et les ressources de résilience familiale

Les facteurs de protection sont pour l'essentiel le miroir des précédents : anticipation possible, adieux accomplis, symptômes du patient bien contrôlés, sentiment d'avoir été utile, participation aux soins, cohésion familiale, appartenance communautaire active.

Un facteur mérite d'être souligné parce qu'il dépend directement de l'équipe : la qualité de l'information reçue et la perception que le mourant n'a pas souffert. Les proches reconstruisent le deuil autour de quelques images, et une agonie perçue comme douloureuse marque durablement, y compris lorsque le contrôle des symptômes était en réalité satisfaisant.

Expliquer ce que l'on observe — un râle terminal n'est pas un étouffement — fait partie du soin aux survivants.

La foi, lorsqu'elle est activement pratiquée et communautairement soutenue, constitue un facteur protecteur documenté. La nuance déjà posée au chapitre 9 demeure : ce qui protège est moins la croyance déclarée que l'insertion effective dans un groupe qui accompagne.

12.3 Le proche aidant : figure invisible de la fin de vie

12.3.1 Charge objective, charge subjective et épuisement

Le proche aidant assure une part majeure du soin réel, sans formation, sans horaire et sans relève. La littérature distingue la charge objective — heures consacrées, actes techniques, contraintes financières — et la charge subjective, c'est-à-dire le retentissement vécu, qui ne lui est que faiblement corrélée. Deux aidants aux tâches identiques peuvent présenter des niveaux d'épuisement radicalement différents.

Adelman et ses collaborateurs (2014) ont rappelé que l'aidant présente un risque accru de dépression, de dégradation somatique, de renoncement à ses propres soins et de surmortalité. Il constitue donc un second patient, non identifié comme tel, sans dossier et sans traitant attitré.

Les instruments d'évaluation, tels que l'échelle de fardeau de Zarit (Zarit, Reever et Bach-Peterson, 1980), permettent un repérage rapide. Leur usage demeure rare en soins palliatifs adultes, alors que rien ne l'empêche.

Un signe d'alerte simple mérite d'être enseigné aux équipes : l'aidant qui refuse systématiquement toute proposition d'aide, qui affirme que personne ne saurait faire aussi bien et qui ne dort plus, est en train de basculer. Son refus n'est pas de la force, c'est un symptôme.

12.3.2 Repérer, soutenir et relayer : les dispositifs de répit

Le soutien efficace comporte quatre volets. L'information d'abord : expliquer ce qui va se passer, les signes à surveiller, quoi faire en cas de crise, et à quel numéro appeler la nuit. L'essentiel de l'angoisse nocturne des aidants tient à l'ignorance de ce qui est normal.

La formation technique ensuite : mobiliser sans se blesser, administrer un traitement, faire une toilette. Un aidant compétent est un aidant moins anxieux.

Le répit enfin, sous ses formes diverses — hébergement temporaire, garde à domicile, accueil de jour. Il se heurte à une résistance constante : accepter du répit est vécu comme un abandon. Le formuler comme une prescription plutôt que comme une offre lève une part de cette culpabilité.

Le quatrième volet est le plus négligé : la reconnaissance explicite. Dire à un aidant, devant témoin, qu'il a fait ce qu'il fallait, produit un effet dont l'équipe mesure rarement l'ampleur. Cette parole, formulée avant le décès, protège durablement contre la rumination du survivant.

CHAPITRE 13 LES DYNAMIQUES RELATIONNELLES ET SOCIALES AUTOUR DU LIT DU MOURANT

13.1 Le système familial face à la crise de la fin de vie

13.1.1 Les secrets de famille et les non-dits intergénérationnels

La fin de vie rouvre les archives. Filiations dissimulées, unions antérieures, exils, faillites, violences, enfants nés hors mariage, engagements politiques d'un autre pays : ce qui avait été tu pendant des décennies remonte, parce que le détenteur du secret sait qu'il ne sera bientôt plus là pour le porter.

Tisseron (1996) a montré que le secret ne s'arrête pas à celui qui le garde : il produit des effets sur deux ou trois générations, sous forme de zones d'ombre, d'interdits de penser et de symptômes qui n'ont plus de référent identifiable. Ce qui est tu dans une génération devient innommable dans la suivante.

Le mourant qui révèle un secret ne cherche pas toujours à soulager sa conscience ; il cherche souvent à transmettre une information qu'il juge nécessaire à la suite. Les réactions familiales sont violentes et le tiers présent devient dépositaire d'un matériau explosif.

La règle de conduite est stricte. L'accompagnant n'est pas un exécuteur testamentaire de la vérité : il ne révèle rien, ne relaie rien sans mandat explicite, et n'encourage pas les révélations tardives qui laisseraient une famille dévastée sans possibilité de reprise avec l'intéressé. Il aide en revanche à évaluer avec le patient ce que la révélation vise réellement.

13.1.2 La conspiration du silence et ses effets délétères

Glaser et Strauss (1965) ont décrit quatre contextes de conscience : ignorance fermée, soupçon, prétention mutuelle et conscience ouverte. Le troisième — la prétention mutuelle — décrit exactement ce que la littérature francophone nomme conspiration du silence : chacun sait, chacun sait que l'autre sait, et tous font semblant.

Ce dispositif s'installe presque toujours par bienveillance. La famille demande que l'on ne dise rien pour protéger le malade ; le malade se tait pour ne pas faire pleurer les siens ; l'équipe, prise entre les deux, adopte un langage prudent qui confirme le pacte.

Le coût est considérable. Le patient se retrouve seul avec ce qu'il sait, privé de l'unique interlocuteur qui compte. Les échanges deviennent inutiles, les visites s'espacent, la solitude s'installe au milieu de la présence. Après le décès, les proches découvrent fréquemment que le mourant savait, et regrettent amèrement des semaines perdues.

Le déblocage ne s'obtient pas en imposant la vérité. Il consiste à travailler séparément avec chaque partie sur ce qu'elle redoute, puis à proposer une rencontre où quelqu'un dira une première phrase vraie. La crainte formulée par la famille — il ne le supportera pas — se révèle presque toujours être sa propre crainte de ne pas le supporter.

13.1.3 Loyautés invisibles, dettes affectives et comptes non soldés

Boszormenyi-Nagy et Spark (1973) ont introduit la notion de loyautés invisibles : chaque membre d'une famille est engagé dans une comptabilité implicite de dettes et de mérites qui traverse les générations et qui commande des conduites que les intéressés ne s'expliquent pas eux-mêmes.

La fin de vie active brutalement cette comptabilité. Le fils qui n'était jamais là s'installe et ne quitte plus la chambre ; la fille qui a tout assumé pendant dix ans s'effondre ou s'absente ; un enfant réclame une reconnaissance qu'il n'obtiendra pas.

Ces conduites sont régulièrement mal interprétées par les équipes, qui distribuent des rôles moraux — le dévoué, l'absent, l'intéressé. Une lecture systémique évite ce jugement : chacun rembourse ou réclame selon une comptabilité qui a commencé bien avant la maladie.

La conséquence pratique est de ne jamais commenter les comportements familiaux devant d'autres membres de la famille, et de ne jamais s'allier au proche le plus présent contre les autres. L'équipe qui prend parti devient une pièce du système et perd sa capacité d'aider.

13.2 L'interaction systémique entre les acteurs de l'accompagnement

13.2.1 Rapports et alliances entre proches, professionnels et bénévoles

Autour d'un lit gravitent des acteurs aux légitimités hétérogènes : famille, médecins, personnel infirmier, préposés, psychologue, intervenant spirituel, bénévoles, parfois aides à domicile de longue date qui connaissent le patient mieux que quiconque.

Ce système produit spontanément des alliances et des exclusions. Le préposé qui assure la toilette reçoit fréquemment des confidences que le médecin n'obtiendra jamais, et cette information circule mal parce que la hiérarchie professionnelle ne prévoit pas de canal pour elle.

Une équipe fonctionnelle se reconnaît à deux signes : l'information issue des professions les moins qualifiées remonte effectivement, et les désaccords s'expriment en réunion plutôt que dans le couloir.

Les bénévoles occupent une place singulière et précieuse : n'ayant rien à faire, ils peuvent rester. Leur position hors soin autorise une parole que le patient ne dira pas à un soignant. Elle exige en contrepartie un cadre strict — formation, supervision, limites explicites, interdiction de tout prosélytisme et de tout conseil médical.

13.2.2 Typologie et médiation des conflits aigus en unité de soins

Les conflits obéissent à un petit nombre de configurations. Le conflit sur l'intensité des soins oppose ceux qui veulent tout tenter à ceux qui veulent arrêter. Le conflit sur la vérité oppose ceux qui veulent dire à ceux qui veulent taire. Le conflit sur le lieu oppose domicile et institution. Le conflit sur la légitimité oppose des personnes qui se disputent le droit de décider — conjoint contre enfants d'un premier lit, famille contre partenaire non marié.

Kissane et Bloch (2002) ont établi une typologie du fonctionnement familial en fin de vie et montré que les familles hostiles ou renfermées présentent un risque nettement accru de deuil compliqué, et qu'une intervention familiale ciblée avant le décès améliore le pronostic des survivants.

La méthode de médiation la plus efficace comporte quatre temps : recevoir séparément chaque partie, identifier la crainte sous la position, réunir en fixant un objectif limité, et acter par écrit une décision révisable. L'erreur la plus fréquente consiste à convoquer une réunion familiale sans avoir écouté personne au préalable.

Une règle prime toutes les autres : la personne dont il est question doit être associée tant qu'elle est apte, et le débat ne doit jamais se tenir dans le couloir devant sa porte entrouverte.

13.2.3 La place spécifique de l'intervenant en soins spirituels

L'intervenant en soins spirituels occupe une position structurellement singulière : il ne prescrit rien, n'administre rien, ne rédige aucune donnée décisionnelle, et il n'est associé par le patient à aucune mauvaise nouvelle. Cette absence d'enjeu technique lui donne accès à une parole que les autres membres de l'équipe n'obtiendront pas.

Cette position comporte trois risques symétriques. Devenir le confident exclusif, en gardant pour lui une information dont l'équipe a besoin. Devenir l'allié d'une famille contre l'équipe, ou de l'équipe contre une famille. Devenir enfin l'agent d'une conversion, ce qui trahirait à la fois le mandat institutionnel et la confiance du patient.

Le cadre correct est celui d'un membre de l'équipe soumis au secret partagé, qui transmet ce qui concerne le soin et retient ce qui relève de l'intime, qui documente sa présence sans consigner de confidences, et qui répond aux demandes religieuses sans jamais les susciter.

CHAPITRE 14 LA SOCIÉTÉ CONTEMPORAINE FACE À LA MORT

14.1 Le déni collectif de l'agonie et la médicalisation écran

14.1.1 De la mort apprivoisée à la mort interdite

Gorer (1955) a formulé la thèse la plus citée de la sociologie de la mort : celle-ci aurait remplacé la sexualité comme objet de censure, devenant l'obscénité des sociétés modernes, dont on parle abondamment sur le mode spectaculaire et jamais sur le mode intime. Ariès (1977) a inscrit ce constat dans une histoire longue, en montrant le passage progressif d'une mort publique et ritualisée à une mort dissimulée.

Trois indicateurs soutiennent cette lecture : le déplacement du lieu de décès du domicile vers l'institution, la réduction du deuil visible — vêtements, durée, exemptions sociales — et l'euphémisation du vocabulaire, où l'on ne meurt plus mais où l'on part, où l'on s'éteint, où l'on nous quitte.

La thèse doit cependant être maniée avec prudence. Zimmermann et Rodin (2004) ont montré qu'elle fonctionne souvent, dans la littérature palliative, comme une évidence non démontrée servant à légitimer la discipline. Nos contemporains discutent abondamment de la mort en général ; ce qu'ils évitent est la conversation particulière avec la personne concernée.

14.1.2 L'hôpital comme paravent social de l'agonie

Le transfert du mourir vers l'hôpital n'a pas seulement changé un lieu, il a changé un statut. Sudnow (1967) a décrit l'organisation sociale du mourir en institution : routines, catégorisations implicites des patients selon leur valeur sociale perçue, gestion du corps comme tâche. Elias (1987) a souligné la conséquence affective de cette organisation, la solitude des mourants, non par cruauté mais par incapacité collective à trouver la conduite juste.

L'architecture participe de ce dispositif. Les chambres ne sont pas conçues pour qu'une famille y vive, les horaires supposent des visiteurs et non des habitants, et le corps sort par des circuits qui évitent le regard des autres patients.

Ce constat ne condamne pas l'hôpital, qui accueille aussi ce que la société ne peut plus assumer. Il indique seulement que le lieu produit des effets propres, et qu'une part de ce qu'on impute au déni collectif relève en réalité d'une organisation matérielle modifiable.

14.1.3 Mourir seul : la leçon des crises sanitaires récentes

Les restrictions de visite imposées lors des épisodes épidémiques récents ont constitué une expérimentation involontaire à grande échelle. Elles ont montré, par la privation, ce que l'accompagnement apportait : des patients sont morts sans proche, des familles ont dit adieu par écran interposé, des corps ont été inhumés sans veillée ni assemblée.

Les conséquences sur le deuil des survivants ont été documentées : absence de dernières paroles, impossibilité de voir le corps, rites tronqués, sentiment durable d'une dette non acquittée. Ces éléments correspondent exactement aux facteurs de risque de deuil compliqué recensés au chapitre 12.

La leçon dépasse le contexte épidémique. Elle établit que la présence des proches et l'accomplissement des rites ne sont pas des agréments accessoires que l'on suspend en cas de contrainte, mais des composantes du soin dont la suppression produit des dommages mesurables chez les vivants.

14.2 Le rôle des médias et la mise en scène contemporaine de la mort

14.2.1 Surexposition de la mort spectaculaire, occultation de la mort ordinaire

Nos sociétés consomment quotidiennement des images de morts violentes, lointaines et anonymes, tout en n'ayant presque jamais vu un corps de proche. Ce déséquilibre produit une compétence paradoxale : une familiarité avec la représentation de la mort et une absence totale d'expérience de l'agonie ordinaire.

Baudrillard (1976) analysait dans cette exclusion des morts du corps social un trait structurel des sociétés modernes, où l'échange avec les défunts est rompu. Que l'on adhère ou non à cette lecture, le constat pratique demeure : la plupart des familles qui entrent dans une chambre de fin de vie n'ont aucun modèle de conduite disponible.

C'est pourquoi une part importante du travail d'accompagnement consiste simplement à indiquer ce qui se fait : que l'on peut toucher, parler à quelqu'un d'inconscient, rester, sortir, revenir. Ces indications élémentaires remplacent une transmission culturelle qui n'a plus lieu.

14.2.2 Réseaux sociaux, mémoriaux numériques et deuil en ligne

Walter et ses collaborateurs (2012) ont soutenu que le numérique reconfigure le deuil en rendant publics des affects auparavant privés et en maintenant accessibles des traces du défunt. Les profils deviennent des lieux de commémoration, les messages s'adressent au mort à la deuxième personne, et le mur se transforme en cimetière consultable.

Les effets sont ambivalents. D'un côté, une communauté d'endeuillés se constitue au-delà des proximités géographiques, et l'expression du chagrin retrouve une visibilité que la sécularisation lui avait retirée. De l'autre, la persistance des traces peut entretenir une présence qui gêne la reconfiguration du lien.

Deux problèmes pratiques concernent directement l'accompagnement. L'annonce d'un décès circule désormais plus vite que la famille ne peut prévenir, et des proches apprennent la nouvelle par une publication. Et la gestion des comptes du défunt — accès, fermeture, transmission — constitue une démarche successorale nouvelle que peu de personnes anticipent. Le sujet mérite d'être abordé au même titre que les autres dispositions.

14.2.3 Fictions, séries et imaginaire collectif de la fin de vie

Les représentations fictionnelles façonnent les attentes des familles bien plus que l'information médicale. Les études sur la représentation de la réanimation cardiorespiratoire à l'écran montrent des taux de succès sans rapport avec la réalité clinique, ce qui explique une part des demandes de réanimation formulées par les proches.

Le récit dominant de la maladie grave est par ailleurs celui du combat, avec ses guerriers, ses vainqueurs et, implicitement, ses perdants. Ce vocabulaire, omniprésent dans les médias comme dans les campagnes de sensibilisation, produit chez le patient qui cesse un traitement le sentiment d'avoir capitulé.

Il existe des contre-modèles, et ils sont utiles. Les récits de fin de vie qui montrent une mort ordinaire, accompagnée, sans héroïsme, fournissent aux familles ce que la transmission culturelle ne fournit plus : une image de ce à quoi cela ressemble quand cela se passe bien.

14.3 Sociologie des nouvelles pratiques funéraires et enjeux interculturels

14.3.1 L'essor de la crémation et la recomposition des rites d'adieu

La progression de la crémation constitue la transformation funéraire majeure des dernières décennies dans le monde occidental, y compris au Québec où elle est devenue majoritaire. Elle procède de facteurs convergents : coût, mobilité géographique des familles, recul de la prescription religieuse, désir de simplicité.

Ses conséquences symboliques sont considérables et peu discutées. La crémation supprime le lieu, ou le rend optionnel : les cendres peuvent être conservées, partagées, dispersées. Déchaux (1997) avait montré combien le lien aux morts s'organise autour de lieux et de visites ; leur disparition prive celui endeuillé d'une pratique et d'une destination.

Elle raccourcit également le temps du rite. Là où l'inhumation imposait une séquence — veillée, cérémonie, mise en terre —, la crémation permet une compression parfois extrême, avec pour effet que la famille se disperse sans qu'aucun temps collectif n'ait eu lieu.

14.3.2 Funérailles et pluralisme religieux dans les métropoles

Une métropole comme Montréal met en présence des exigences funéraires hétérogènes et parfois incompatibles avec les procédures institutionnelles : délais rapides d'inhumation dans certaines traditions, toilette rituelle accomplie par la communauté, interdits d'autopsie, prescriptions d'orientation du corps, présence obligatoire de certains officiants.

Ces exigences se heurtent régulièrement à des contraintes hospitalières et médico-légales, et les conflits qui en résultent sont d'autant plus vifs qu'ils surviennent dans les heures qui suivent le décès, au pire moment.

La solution est presque toujours anticipatoire. Demander à une famille, avant le décès, si des dispositions rituelles particulières devront être respectées coûte une question et évite une confrontation. Cette question devrait figurer au dossier au même titre que les préférences de réanimation.

14.3.3 Mourir en diaspora : rapatriement des corps et double appartenance

Chaïb (2000) a étudié le rapatriement des corps chez les émigrés maghrébins et montré qu'il ne relève pas d'un simple attachement sentimental : il engage la question du lieu où l'on est réellement chez soi, et il constitue souvent le dernier acte par lequel l'émigré déclare son appartenance.

Les communautés africaines de Montréal, notamment celles de la région des Grands Lacs, connaissent des configurations analogues. Le rapatriement mobilise des cotisations collectives considérables, engage l'honneur du groupe, et son échec — faute de moyens, de papiers ou de possibilité de retour — laisse une blessure durable.

Cette question traverse fréquemment les générations en sens contraire : les aînés souhaitent reposer au pays, les enfants nés ici veulent une tombe accessible. Le conflit n'est pas logistique, il porte sur l'identité de la lignée.

L'équipe soignante n'a pas à trancher, mais elle peut anticiper. Aborder la question avec le patient lui-même, tant qu'il est apte, permet qu'une volonté soit connue et documentée, et retire aux enfants une décision qu'ils devraient sinon prendre dans le chagrin et parfois dans le conflit ouvert.

VIGNETTE 7 — Mourir loin, être pleuré partout. *Œuvre de référence : ensemble du répertoire, dans son usage diasporique.*

> *Idée maîtresse, en paraphrase : un répertoire emporté en exil devient le pays où l'on peut enterrer ses morts.*

La circulation de cette musique offre un cas d'étude pour la sous-section qui précède. Composée dans une langue africaine, enregistrée sur place, elle est aujourd'hui écoutée, reprise et chantée dans les veillées funèbres de communautés installées en Europe et en Amérique du Nord, y compris par des personnes qui n'en comprennent pas toutes les paroles.

Ce fait indique quelque chose que les équipes soignantes des métropoles gagneraient à savoir. Pour une famille en diaspora, l'élément le plus structurant du rite funéraire n'est pas nécessairement le lieu d'inhumation, dont le choix déchire souvent les générations : c'est la possibilité de reconstituer, autour du défunt, l'assemblée qui chante. Le répertoire fonctionne comme un pays portatif.

Il en découle une conduite simple, applicable dès l'hospitalisation. Autoriser explicitement le chant dans une chambre, prévoir une pièce où une assemblée puisse se réunir, ne pas traiter comme une nuisance sonore, ce qui constitue l'acte rituel principal — voilà ce qui, concrètement, permet à une famille éloignée de ses morts d'accomplir malgré tout ce qu'elle doit accomplir.

QUATRIÈME PARTIE. LES EXPLICATIONS THÉOLOGIQUES ET SPIRITUELLES

Mourir à la lumière de la foi et de la transcendance

CHAPITRE 15 LA MORT DANS LES GRANDES TRADITIONS RELIGIEUSES

15.1 Les monothéismes abrahamiques

15.1.1 Le judaïsme : préservation de la vie, deuil ritualisé et eschatologie

Le judaïsme est structuré par un principe qui commande toute la bioéthique juive : la valeur suprême accordée à la vie humaine, au point que sa préservation autorise la transgression de presque tous les commandements. Ce principe explique la réticence traditionnelle envers toute limitation thérapeutique et rend particulièrement délicates, dans un contexte hospitalier, les discussions sur l'arrêt des traitements.

Cette réticence n'équivaut cependant pas à une obligation d'acharnement. La tradition rabbinique distingue depuis longtemps entre l'interdiction d'abréger la vie et l'absence d'obligation de prolonger une agonie, et admet le retrait d'un obstacle au décès chez le mourant. Le débat entre courants orthodoxe, conservateur et réformé porte sur l'extension exacte de cette distinction, et il n'existe pas de position unique que le clinicien pourrait appliquer.

La ritualisation du deuil est en revanche remarquablement précise et constitue un modèle dont les autres traditions pourraient s'inspirer. Elle organise une décroissance graduée : une période initiale où l'endeuillé est dispensé de toute obligation, une semaine de retrait à domicile où la communauté vient à lui, un premier mois de restrictions allégées, puis une année pour un parent. Lamm (1969) en a donné la présentation la plus accessible.

Trois éléments méritent d'être retenus par l'accompagnant. Le corps n'est jamais laissé seul avant l'inhumation. La sépulture intervient rapidement, ce qui entre régulièrement en conflit avec les délais administratifs et médico-légaux. Et le rôle de la communauté est prescriptif : ce n'est pas à l'endeuillé de solliciter du soutien, c'est à la communauté de se présenter.

15.1.2 Le christianisme : finitude, salut et théologie de l'espérance

Le christianisme ne propose pas une immortalité naturelle mais une résurrection, c'est-à-dire un acte divin portant sur la personne entière et non sur une âme séparée. Cette distinction, déjà posée au chapitre 9, sépare radicalement le discours chrétien du platonisme auquel on l'assimile couramment, y compris dans les milieux croyants.

La mort y reçoit un statut ambivalent que les simplifications pastorales effacent. Elle est un ennemi, décrit comme le dernier à détruire, et elle est traversée par le Christ. Elle n'est donc ni bonne ni définitive : elle est vaincue de l'intérieur. Moltmann (1964/1970) a montré que cette structure interdit à l'espérance chrétienne de devenir une consolation qui détourne du présent.

La conséquence pratique est décisive et rarement tirée. Un accompagnant chrétien n'a pas à minimiser la mort pour être fidèle à sa tradition ; il aurait plutôt à s'interdire de le faire. La position théologiquement correcte consiste à reconnaître le scandale et à maintenir l'espérance, sans que la seconde ne dispense du premier.

Les différences confessionnelles restent significatives sur le terrain : sacrement des malades et prière pour les défunts dans le catholicisme et l'orthodoxie, accent mis sur la parole et l'assurance du salut dans les traditions issues de la Réforme, refus de certains actes médicaux dans quelques dénominations minoritaires. Il est prudent de demander plutôt que de présumer.

15.1.3 L'islam : décret divin, préparation de l'âme et vie post-mortem

L'islam inscrit la mort dans le décret divin, ce qui produit chez beaucoup de patients musulmans une acceptation qui peut surprendre les équipes, et parfois une réticence à évoquer un pronostic tenu pour relevant de

Dieu seul. Sachedina (2005) a montré que cette acceptation ne s'oppose pas au recours aux soins, qui demeure recommandé.

Les pratiques entourant l'agonie sont précises : orientation du corps, récitation à voix basse de la profession de foi et de textes coraniques, présence familiale. Le mourant doit idéalement mourir en prononçant ou en entendant l'attestation de foi, ce qui donne à la conscience du moment ultime une importance particulière et rend problématique une sédation profonde non discutée.

Après le décès, la toilette rituelle est accomplie par des personnes du même sexe, souvent membres de la communauté, et l'inhumation doit avoir lieu rapidement, sans crémation. L'autopsie est traditionnellement défavorisée, sans être absolument interdite lorsqu'elle est légalement requise.

La théologie du délai entre la mort et la résurrection — état intermédiaire de l'âme — fournit un cadre où le défunt est encore concerné par les prières des vivants. Les familles trouvent là un motif d'action qui atténue le sentiment d'impuissance, et l'équipe a intérêt à ne pas y faire obstacle.

15.2 Les sagesses et religions orientales

15.2.1 L'hindouisme : le cycle des renaissances et la libération

L'hindouisme, qui recouvre une pluralité considérable de traditions, partage la représentation d'un cycle de renaissances gouverné par la loi du karma, dont la libération constitue le but ultime. La mort n'y est donc pas un terme mais une transition, dont la qualité dépend de l'état de conscience au moment du passage.

Firth (2005) a montré les conséquences cliniques de cette conception. La lucidité au moment de mourir revêt une valeur spirituelle qui peut conduire un patient ou sa famille à refuser une sédation, y compris devant des symptômes pénibles. Le lieu compte également : mourir chez soi, ou dans certains lieux saints, est préférable à mourir à l'hôpital.

Les rites accomplis autour du corps — dont la crémation est la forme normale — et les rituels ultérieurs accompagnent le défunt dans sa transition, et leur non-accomplissement génère chez les survivants une inquiétude durable pour le sort du mort autant qu'une culpabilité personnelle.

15.2.2 Le bouddhisme : impermanence, karma et art de mourir

Le bouddhisme fait de l'impermanence une caractéristique universelle de l'existant, et de l'attachement la source de la souffrance. La mort n'est pas une anomalie à corriger mais l'illustration la plus nette d'une loi générale. Les pratiques de contemplation de la mort, loin d'être morbides, visent à défaire par avance l'illusion de permanence.

La tradition tibétaine a produit une littérature élaborée sur les états intermédiaires entre la mort et la renaissance, avec des instructions destinées à être lues au mourant. Keown (2005) a rappelé qu'il n'existe cependant pas de position bouddhique unique en bioéthique, et que les écoles diffèrent notamment sur la sédation et sur l'acceptabilité d'un décès hâté.

Le point le plus opérant pour un service est la valeur accordée au calme de l'environnement au moment du décès et dans les heures qui suivent, ainsi qu'à la conscience du mourant. Là encore, une sédation profonde peut poser problème et mérite d'être discutée plutôt que prescrite.

On notera enfin l'influence considérable de la pensée bouddhique sur la culture palliative occidentale elle-même, notamment par le biais des pratiques de pleine conscience proposées aux soignants. Cette influence est rarement explicitée et mérite de l'être.

15.2.3 Confucianisme et taoïsme : piété filiale, culte des aïeux, retour au flux

Dans les aires de tradition confucéenne, la piété filiale organise les obligations envers les parents âgés et les défunts, et elle produit en contexte clinique une configuration précise : la décision revient souvent à la famille plutôt qu'au patient, et l'annonce directe d'un pronostic fatal peut être perçue comme une brutalité, voire comme un manquement au devoir de protection.

Cette configuration entre en tension frontale avec le principe d'autonomie tel que le formule la bioéthique nord-américaine. Le conflit n'oppose pas une éthique à une absence d'éthique, mais deux conceptions du sujet moral : individuel dans un cas, relationnel et familial dans l'autre.

La tradition taoïste ajoute une représentation de la mort comme retour au flux naturel, sans dramatisation. Elle offre à certains patients une sérénité que les équipes interprètent parfois à tort comme du détachement dépressif.

15.3 Les spiritualités traditionnelles et cosmologies africaines

15.3.1 Le culte des ancêtres et la mort comme intégration dans la communauté invisible

Les cosmologies africaines, malgré leur diversité, partagent une conception de la communauté qui inclut les morts. Mbiti (1969) a proposé la notion de morts-vivants pour désigner ceux qui, décédés, demeurent présents dans la mémoire des vivants qui les ont connus, restent nommés, sollicités et concernés par les affaires du lignage. La disparition véritable ne survient que lorsque plus personne ne se souvient du nom.

Kagame (1956), dans son analyse de la pensée bantu-rwandaise de l'être, avait montré que cette continuité ne relève pas d'une croyance surajoutée mais d'une ontologie : la force vitale circule entre les vivants, les défunts et la source de toute vie, et la mort en modifie le mode sans l'interrompre.

Il en découle une conséquence que les soignants occidentaux perçoivent mal. Ce qui angoisse le plus un patient issu de ces traditions n'est pas nécessairement l'anéantissement, mais la rupture du lien : mourir sans être pleuré par les siens, sans rites, sans que le nom soit repris, revient à sortir de la communauté au lieu d'y être intégré autrement.

Il faut se garder de figer ces représentations. Les personnes concernées vivent le plus souvent une articulation entre christianisme ou islam et fond cosmologique traditionnel, articulation qu'elles n'éprouvent pas comme contradictoire et qu'il serait maladroit de leur demander de trancher.

15.3.2 Les rites de passage et la continuité vitale de l'énergie communautaire

Les funérailles, dans ces traditions, remplissent trois fonctions distinctes que les rites occidentaux ont largement fusionnées ou perdues. Elles accompagnent le défunt vers son nouveau statut, ce qui suppose une séquence et une durée. Elles réorganisent les positions au sein du lignage, désignant qui succède, qui hérite des responsabilités, qui reprend le nom. Elles réparent enfin les relations que la mort a laissées en souffrance, par la parole publique et parfois par des compensations.

La durée est ici essentielle et constitue le principal point de friction avec les institutions occidentales. Là où le rite suppose plusieurs jours, une veillée continue et des cycles ultérieurs de commémoration, le calendrier funéraire nord-américain propose une cérémonie de deux heures.

Une seconde friction porte sur le nombre. Le rite exige une assemblée nombreuse dont la présence atteste la valeur sociale du défunt ; les espaces institutionnels sont dimensionnés pour quelques visiteurs. Cette contrainte matérielle produit chez les familles un sentiment d'indignité rarement exprimé mais durable.

15.3.3 Vivre ces rites en exil : les communautés africaines de Montréal

En diaspora, ces dispositifs sont soumis à trois pressions simultanées. L'absence des officiants légitimes, souvent restés au pays, oblige à des délégations improvisées dont l'autorité est contestée. La dispersion géographique rend impossible la réunion attendue, remplacée par une assemblée réduite complétée par des appels vidéo. Et le coût — rapatriement du corps, voyages, cotisations — impose des arbitrages que les familles vivent comme des trahisons.

Les communautés développent en réponse des formes originales : associations de solidarité funéraire qui mutualisent les frais, veillées organisées dans des salles louées, chorales qui se déplacent, cycles de commémoration reconstitués à distance. Ces dispositifs, souvent invisibles aux institutions, constituent l'ossature réelle du soutien.

Pour l'équipe soignante, la conduite utile tient en trois questions posées avant le décès : qui doit être présent, quels rites doivent être accomplis et dans quel délai, et qui, dans la communauté, est l'interlocuteur légitime pour les organiser. Ces trois réponses évitent l'essentiel des conflits post mortem.

VIGNETTE 8 — Le nom que l'on continue de prononcer. *Œuvre de référence : Igisobanuro cy'urupfu (La signification de la mort) et compositions de commémoration du répertoire.*

Idée maîtresse, en paraphrase : tant que le nom est prononcé et chanté, le défunt demeure dans la communauté des vivants.

Si la mort véritable survient, comme le soutient Mbiti, lorsque plus personne ne prononce le nom, alors une œuvre de commémoration accomplit un acte ontologique et non sentimental : elle maintient les défunts dans la communauté des nommés.

C'est exactement ce qu'effectue un requiem chanté en langue vernaculaire dans une assemblée qui le connaît par cœur. La cosmologie traditionnelle et la liturgie chrétienne se rejoignent ici sur un point précis, sans se confondre : l'une et l'autre tiennent que les vivants ont une obligation envers les morts et que cette obligation s'acquitte par la parole publique.

L'accompagnant qui travaille auprès de familles africaines gagne à mesurer la portée de cette convergence. Lorsqu'une famille demande à chanter, elle ne réclame pas un agrément culturel : elle accomplit ce qui, dans son cadre, empêche le défunt de disparaître réellement. Interdire ou écourter ce chant pour des raisons d'organisation revient, de son point de vue, à laisser mourir quelqu'un deux fois.

15.4 Repères pratiques interconfessionnels à l'usage des équipes

Tradition	Annonce et décision	Conscience au décès	Délai / Crémation	Interlocuteur à contacter
Judaïsme orthodoxe	Directe avec le patient apte ; famille très impliquée	Valorisée ; sédation admise si vise soulagement	Inhumation très rapide (< 24 h) ; crémation non admise	Rabbin de la communauté
Christianisme catholique	Vérité dite avec douceur ; patient prioritaire	Sédation proportionnée et SPCD admises sous conditions	Pas d'urgence ; crémation admise	Prêtre catholique, aumônier
Islam sunnite	Admise ; famille peut tempérer la brutalité	Shahada idéalement entendue ; sédation admise si vise soulagement	Très rapide (< 24 h) ; crémation non admise	Imam ou responsable communautaire
Hindouisme	Variable ; famille élargie très impliquée	Lucidité valorisée ; sédation peut poser question	Crémation rapide souhaitée ; recommandée	Prêtre du temple d'appartenance
Bouddhisme	Variable ; pratiques contemplatives possibles	Très valorisée ; sédation discutée selon école	Variable ; crémation courante	Moine ou maître référent
Tradition africaine (Grands Lacs)	Famille et communauté informées ensemble	Présence de proches au décès primordiale	Rites pouvant durer plusieurs jours ; inhumation préférée	Association de solidarité funéraire, chef de communauté

Ces indications décrivent des tendances majoritaires. Elles ne constituent pas des règles universelles — la pratique individuelle peut s'en écarter. La question doit toujours être posée directement à la personne concernée ou à sa famille, et non présumée à partir de l'appartenance déclarée.

VIGNETTE 8 — Le nom que l'on continue de prononcer. *Œuvre de référence : Igisobanuro cy'urupfu (La signification de la mort) et œuvres de mémoire collective.*

Idée maîtresse, en paraphrase : tant que le nom est prononcé et chanté, le défunt demeure dans la communauté des vivants.

Si la mort véritable survient, comme le soutient Mbiti, lorsque plus personne ne prononce le nom, alors une œuvre de commémoration accomplit un acte ontologique et non sentimental : elle maintient les défunts dans la communauté des nommés.

C'est exactement ce qu'effectue un requiem chanté en langue vernaculaire dans une assemblée qui le connaît par cœur. La cosmologie traditionnelle et la liturgie chrétienne se rejoignent ici sur un point précis, sans se confondre : l'une et l'autre tiennent que les vivants ont une obligation envers les morts et que cette obligation s'acquitte par la parole publique.

L'accompagnant qui travaille auprès de familles africaines gagne à mesurer la portée de cette convergence. Lorsqu'une famille demande à chanter, elle ne réclame pas un agrément culturel : elle accomplit ce qui, dans son cadre, empêche le défunt de disparaître réellement. Interdire ou écourter ce chant pour des raisons d'organisation revient, de son point de vue, à laisser mourir quelqu'un deux fois.

CHAPITRE 16 THÉOLOGIE BIBLIQUE ET CHRISTOLOGIE DE LA SOUFFRANCE

16.1 Le regard biblique sur l'existence humaine

16.1.1 La Création et la bonté originelle de la vie

Les premiers chapitres de la Genèse posent une affirmation qui commande tout le reste : ce qui existe est bon, et l'être humain, façonné de terre et animé d'un souffle, l'est éminemment. Cette bonté n'est pas une propriété morale acquise mais une qualification originelle, antérieure à tout mérite.

La conséquence pour notre sujet est immédiate. Un corps malade, défiguré, incontinent, réduit à la dépendance, ne perd rien de cette qualification. La dignité intrinsèque définie au chapitre 4 trouve ici son fondement théologique : elle n'est pas décernée par le regard d'autrui, donc elle ne peut pas lui être retirée.

Il faut ajouter que le récit biblique ne dévalorise pas la corporéité. L'être humain n'est pas une âme logée dans un corps ; il est un vivant animé, et cette anthropologie unitaire correspond à la position hylémorphique exposée au chapitre 9. Elle interdit une pastorale qui traiterait le soin du corps comme accessoire.

16.1.2 La Chute, l'entrée de la mortalité et la promesse d'une alliance

Le récit de la transgression et de ses conséquences a été lu pendant des siècles comme l'explication causale de la mort humaine. Cette lecture pose des difficultés considérables dès lors que l'on tient la mortalité biologique pour un fait antérieur à toute humanité.

L'exégèse contemporaine propose une lecture plus tenable : le texte ne décrit pas l'origine biologique de la mort mais la manière dont l'être humain la vit — comme séparation, comme rupture de relation, comme angoisse. Ce qui entre dans le monde n'est pas la fin biologique, c'est le caractère mortifère qu'elle prend pour une conscience coupée de sa source.

Cette lecture a un intérêt pastoral direct : elle interdit de présenter une maladie comme une sanction. La question du patient qui demande ce qu'il a fait pour mériter cela reçoit alors une réponse théologiquement fondée et non une esquive gênée : rien, et le récit biblique n'autorise personne à établir ce lien.

Le mouvement du texte, enfin, ne s'arrête pas au constat. Il ouvre sur une alliance, c'est-à-dire sur une relation maintenue par Dieu malgré la rupture. Cette structure — la relation tient là où la faute aurait dû la défaire — est le noyau dont la christologie du chapitre suivant est le déploiement.

16.1.3 Job, les Psaumes et Qohélet : la plainte du juste et la sagesse du souffle court

Le livre de Job constitue la ressource biblique la plus précieuse pour l'accompagnement, et la plus systématiquement négligée. Sa structure est un procès théologique : trois amis expliquent le malheur par la faute, Job refuse cette explication et proteste, et le dénouement donne raison à celui qui a protesté contre ceux qui ont expliqué.

Ce dénouement est décisif pour la pratique. Il valide la plainte comme attitude religieuse légitime, et il disqualifie explicitement le discours consolateur qui cherche une cause. L'accompagnant qui reçoit la révolte d'un patient sans la corriger ne fait pas preuve de laxisme : il occupe la position que le texte tient pour juste.

Les Psaumes fournissent le vocabulaire de cette plainte, et l'ampleur de leur registre étonne ceux qui ne les fréquentent pas : reproche adressé à Dieu, accusation d'abandon, désir de vengeance, épuisement. Rien de ce qu'un mourant peut éprouver n'y est absent, ce qui en fait un matériau d'une utilité clinique concrète.

Qohélet, enfin, énonce une sagesse de la finitude sans consolation prématurée : tout passe, l'effort accumulé profitera à d'autres, et il reste à recevoir ce qui est donné aujourd'hui. Cette tonalité désenchantée rejoint parfois exactement l'état d'un patient lucide, et lui parle mieux que les textes d'espérance.

16.2 Le Christ face à la condition mortelle

16.2.1 Les guérisons et résurrections messianiques comme signes du Royaume

Les récits de guérison occupent une part considérable des évangiles, et leur usage pastoral est délicat. Lus comme des promesses, ils exposent le malade à conclure que sa non-guérison signale un défaut de foi — conclusion dévastatrice, et pourtant fréquente dans certains milieux.

La théologie les interprète autrement : comme des signes annonciateurs, non comme des garanties. Ils indiquent une direction et manifestent une intention divine à l'égard de la souffrance ; ils ne constituent pas un protocole reproductible.

Un détail des récits mérite d'être relevé pour l'accompagnement : ceux qui sont guéris meurent ensuite. Le retour à la vie de Lazare n'abolit pas sa mortalité, il la diffère. Ces récits ne suppriment donc pas la mort, ils déclarent que quelqu'un s'en soucie.

16.2.2 L'angoisse humaine de Jésus à Gethsémani

La scène de Gethsémani est le texte le plus utile de tout le corpus chrétien pour un accompagnant. On y voit celui que la foi confesse comme Fils de Dieu éprouver la frayeur, demander qu'on reste avec lui, réclamer que la coupe s'éloigne, et ne pas être exaucé.

Trois enseignements en découlent. L'angoisse devant la mort n'est pas un défaut de foi, puisqu'elle est ici attribuée à celui qui en est la source. La demande de présence est légitime et elle est formulée explicitement. Et le fait que la prière ne soit pas exaucée n'annule pas la relation.

Ce dernier point autorise une parole pastorale que peu osent tenir. À un patient qui dit avoir prié sans résultat, il est possible de répondre que le récit fondateur du christianisme rapporte exactement cette expérience, et qu'elle n'y est pas traitée comme un échec spirituel.

On notera enfin le détail des disciples endormis. Le texte enregistre sans le condamner ce que toute équipe connaît : la difficulté à rester éveillé auprès de quelqu'un qui souffre, et la fuite dans le sommeil ou l'activité. Cette lucidité sur les accompagnants fait partie du texte.

16.2.3 La Croix, la sépulture et la descente aux enfers

La théologie de la croix, telle que Moltmann (1972/1974) l'a reformulée, soutient que Dieu n'est pas resté extérieur à la souffrance humaine mais l'a traversée. Varillon (1975) a développé en francophonie la thèse d'un Dieu affecté par la souffrance de ses créatures, contre une conception de l'impassibilité divine héritée de la métaphysique grecque.

Cette théologie ne résout pas le problème du mal — le chapitre 9 a montré qu'aucune théodicée n'y parvient — mais elle en déplace le traitement. La question n'est plus pourquoi Dieu permet-il cela, mais où est-il pendant que cela arrive, et la réponse chrétienne le situe du côté de celui qui souffre.

Balthasar (1970) a accordé une importance particulière au samedi saint, temps où le Christ demeure dans la mort. Cette insistance sur le temps intermédiaire, où rien ne se passe et où la promesse n'est pas encore accomplie, décrit très exactement ce que traversent les familles entre le décès et les funérailles, et plus largement ce que traverse tout endeuillé.

Pour l'accompagnement, la valeur de ces développements est de fournir une théologie de l'attente. Beaucoup de discours religieux passent directement de la croix à la résurrection ; les personnes en deuil, elles, habitent le samedi.

16.2.4 La Résurrection comme victoire sur le néant

La résurrection n'est pas, dans les textes, une réanimation ni un retour à l'état antérieur : le corps ressuscité est reconnu difficilement, il échappe aux contraintes ordinaires, il n'est pas la simple continuation du corps mort. Léon-Dufour (1971) a montré combien les récits résistent à toute réduction, aussi bien matérialiste que spirituel.

Ce qui est affirmé est une transformation, non une survie. La différence est capitale pour la pastorale : promettre à une famille qu'elle retrouvera son proche exactement tel qu'il était n'est pas une simplification pédagogique, c'est une affirmation que les textes ne soutiennent pas.

Ce qui peut être dit, et qui suffit largement, tient en peu de mots : la relation n'est pas abolie, la personne n'est pas annulée, et ce qui a été vécu n'est pas perdu. Cette formulation prudente a l'avantage d'être défendable, et l'expérience montre qu'elle console davantage que les descriptions précises, lesquelles éveillent chez l'endeuillé le soupçon qu'on lui raconte une histoire.

Le récent enseignement pontifical sur le cœur du Christ (François, 2024) réinscrit cette espérance dans un registre affectif plutôt que doctrinal, en insistant sur un amour qui rejoint la personne dans sa condition concrète. Ce déplacement d'accent, du système vers la relation, correspond exactement à ce que réclame le chevet d'un mourant.

CHAPITRE 17 L'ESCHATOLOGIE ET L'ESPÉRANCE CHRÉTIENNE

17.1 Le déploiement du salut et le mystère de la vie éternelle

17.1.1 Immortalité de l'âme et résurrection de la chair : deux langages, une espérance

Le christianisme a hérité de deux vocabulaires que l'usage courant confond. Le premier, d'origine grecque, parle d'une âme immortelle par nature, séparée du corps à la mort. Le second, d'origine biblique, parle d'une résurrection donnée par Dieu et portant sur la personne tout entière.

Ratzinger (1977/1979) a montré que la réduction de l'espérance chrétienne au premier langage l'appauvrit considérablement : si l'âme est naturellement immortelle, la mort n'est qu'une formalité, la chair n'a plus de signification, et la résurrection devient superflue. La position catholique tient les deux affirmations ensemble, au prix d'une tension qu'elle assume plutôt qu'elle ne la résout.

Rahner (1958/1966) a proposé une formulation que l'on peut transmettre : la mort n'est pas seulement subie, elle est aussi le dernier acte par lequel une personne dispose d'elle-même. Cette proposition rend compte de ce que les cliniciens observent chez certains patients — une manière de mourir qui ressemble à une décision — sans nier ce que la mort a de purement subi chez beaucoup d'autres.

Le clinicien retiendra surtout un critère de discernement. Un discours qui vide la mort de son poids trahit la tradition qu'il prétend servir ; un discours qui la présente comme un anéantissement définitif ne la représente pas davantage.

17.1.2 Le sort du corps ressuscité : ce que la tradition affirme et ce qu'elle laisse ouvert

La tradition affirme peu et laisse ouvert beaucoup, ce qui devrait rendre prudents ceux qui décrivent l'au-delà avec précision. Elle affirme que la personne est concernée dans son intégralité, qu'il y a continuité d'identité et transformation réelle, et que cet état échappe à nos conditions d'expérience.

Elle ne dit ni l'âge du corps ressuscité, ni son apparence, ni la localisation d'un lieu, ni la nature des relations qui s'y déploient. Les représentations populaires qui répondent à ces questions relèvent de l'imaginaire, ce qui ne les rend pas illégitimes mais interdit de les présenter comme un enseignement.

Cette réserve a une utilité pastorale précise. Un endeuillé qui demande si son mari le reconnaîtra pose une vraie question et mérite une vraie réponse : la tradition affirme la permanence des personnes et de ce qui les lie, sans décrire les modalités. Formulée ainsi, la réponse est honnête et elle console ; brodée, elle expose à un effondrement ultérieur.

17.1.3 L'espérance comme vertu théologale et non comme optimisme

L'espérance chrétienne se distingue de l'optimisme sur trois points. L'optimisme est un pronostic favorable sur le cours des choses ; l'espérance est une confiance placée en quelqu'un, indépendante du pronostic. L'optimisme s'effondre devant les faits contraires ; l'espérance les intègre. L'optimisme concerne ce qui va arriver ; l'espérance concerne ce que vaut ce qui arrive.

Benoît XVI (2007) a développé cette distinction en soulignant que l'espérance ne dispense d'aucune souffrance mais modifie la manière de la traverser, parce qu'elle donne un destinataire à ce qui serait sinon absurde.

La conséquence pour l'accompagnement est nette et souvent mal comprise par les familles. Un patient croyant peut pleurer, avoir peur, se révolter et souhaiter vivre encore, sans que sa foi soit en cause.

L'injonction implicite adressée aux croyants — vous devriez être en paix — est une pression supplémentaire, non un soutien.

Il faut ajouter, pour la rigueur, que l'espérance ne se produit pas sur commande et qu'elle traverse des éclipses. Les grands textes spirituels décrivent des nuits où la confiance ne s'éprouve plus. Un accompagnant qui l'ignore prendra pour une perte de foi ce qui est, dans la tradition même, une étape reconnue.

17.2 Les réalités dernières : Paradis, Purgatoire et Jugement face à l'Amour

17.2.1 Le jugement comme rencontre et non comme tribunal

La représentation dominante du jugement — tribunal, comptabilité des actes, sentence — appartient davantage à l'iconographie médiévale qu'à la théologie contemporaine. Celle-ci le présente plutôt comme une rencontre où la vérité d'une existence apparaît sans dissimulation possible, devant quelqu'un qui aime.

Ce déplacement n'adoucit pas la question, il la déplace. Ce qui est redouté n'est plus une sanction mais l'exposition : être vu tel que l'on a été. Beaucoup de patients formulent précisément cette crainte, et lui répondre par un tribunal aimable manque ce qu'ils disent.

La réponse théologiquement fondée consiste à rappeler que celui devant qui la vérité apparaît la connaît déjà, et qu'il n'y a donc rien à lui apprendre. Cette formulation, plus juste que la promesse d'une indulgence générale, désamorce ce que la crainte a d'insupportable sans nier son objet.

17.2.2 Le Purgatoire : purification, maturation et pédagogie de la miséricorde

Le purgatoire a été durablement caricaturé, y compris par les catholiques, comme un lieu de peine temporaire. La théologie contemporaine y voit plutôt un processus de purification : non un châtiment ajouté, mais la transformation nécessaire pour qu'une personne puisse soutenir la rencontre.

Benoît XVI (2007) a repris l'image du feu qui purifie sans détruire, en soulignant qu'il s'agit d'une opération de l'amour et non d'une punition. Cette relecture rend la doctrine intelligible et lui restitue sa fonction : elle répond à l'intuition très répandue selon laquelle un mort ordinaire n'est ni un saint ni un damné.

Sa portée pastorale est considérable, et souvent sous-estimée. Elle donne aux vivants quelque chose à faire pour leurs morts — prier, offrir, se souvenir — dans une situation qui les laisserait autrement impuissants. Or l'impuissance est un facteur de deuil compliqué, comme le chapitre 12 l'a établi.

17.2.3 La question de l'enfer et le respect de la liberté humaine

La doctrine affirme la possibilité d'un refus définitif, conséquence du sérieux accordé à la liberté humaine : un amour qui contraindrait ne serait pas un amour. Elle n'affirme en revanche d'aucune personne particulière qu'elle s'y trouve.

Balthasar (1987) a soutenu qu'il est permis, et même requis, d'espérer le salut de tous, tout en maintenant la possibilité du refus. Cette position, discutée, présente l'avantage de tenir ensemble le sérieux de la liberté et l'universalité de l'intention divine.

Au chevet, une règle prime toutes les considérations doctrinales : nul n'a autorité pour situer un défunt. Un accompagnant à qui l'on demande où se trouve un proche mort sans sacrements, ou par suicide, doit répondre qu'il n'en sait rien et que personne ne le sait, en ajoutant que la tradition invite à confier plutôt qu'à juger.

Le cas du suicide mérite une mention explicite tant les familles en portent le poids. L'enseignement catholique contemporain reconnaît que les facteurs psychiques et les souffrances graves réduisent la responsabilité, et il invite à prier pour ces défunts sans les exclure. Cette précision, dite simplement, soulage des familles qui vivent parfois depuis des décennies avec une condamnation qu'aucune autorité n'a prononcée.

17.3 La communion des saints et le lien par-delà la mort

17.3.1 Prier pour les défunts : sens théologique et fécondité psychologique

La prière pour les défunts repose sur l'idée que la communauté des croyants n'est pas interrompue par la mort et que les liens de solidarité continuent d'opérer. Elle est attestée très tôt dans la pratique chrétienne et elle constitue, dans le catholicisme et l'orthodoxie, un usage central.

Son efficacité psychologique est indépendante de la question de son efficacité théologique, et elle est considérable. Elle offre à l'endeuillé une action possible, une régularité, une date et un geste, là où le deuil se caractérise précisément par l'impossibilité d'agir sur ce qui est arrivé.

Les traditions issues de la Réforme, qui ne pratiquent pas cette prière, disposent d'autres médiations : lecture, mémorial, action de grâce. L'accompagnant travaillant en milieu pluriconfessionnel a intérêt à connaître ces équivalents fonctionnels plutôt qu'à supposer une carence.

17.3.2 Les défunts comme intercesseurs : ancrages doctrinaux et dérives à éviter

La réciproque — solliciter les défunts — est également attestée, sous la forme de l'intercession des saints et, plus largement, du recours aux proches disparus. Cette pratique populaire recoupe, sans lui être identique, le rapport aux ancêtres décrit au chapitre 15, et ce recoupement explique la vitalité du catholicisme dans plusieurs cultures africaines.

Deux dérives doivent être signalées. La première consiste à traiter le défunt comme un opérateur d'efficacité, ce qui glisse vers une transaction. La seconde consiste, pour l'accompagnant, à encourager cette pratique chez une personne dont elle entretient un lien non dénoué, au point d'empêcher la reconfiguration décrite au chapitre 12.

Le critère de discernement est fonctionnel plutôt que doctrinal : le lien maintenu permet-il à l'endeuillé de vivre, ou le retient-il ? La même pratique peut relever de l'un ou de l'autre selon la personne, et seule l'observation dans la durée permet de trancher.

17.3.3 Ce que la communion des saints dit aux endeuillés

Formulée simplement, la doctrine affirme trois choses utiles à un endeuillé. Le défunt n'est pas hors d'atteinte. La relation n'est pas close, elle a changé de régime. Et le lien ne repose pas sur la mémoire seule de celui qui reste, ce qui le décharge d'une obligation épuisante — car beaucoup d'endeuillés croient que se souvenir en permanence est la condition de la survie de l'autre.

C'est peut-être là le service pastoral le plus concret. Autoriser quelqu'un à cesser de penser sans arrêt à son mort, sans que cela constitue un abandon, libère une culpabilité qui bloque durablement le processus de deuil.

VIGNETTE 9 — Espérer sans effacer la perte. *Œuvre de référence : Répertoire liturgique en kinyarwanda et compositions de commémoration, Fondation Kizito Mihigo pour la Paix.*

> *Idée maîtresse, en paraphrase : on peut pleurer franchement et espérer en même temps ; l'un n'annule pas l'autre.*

Une musique funèbre chrétienne réussie accomplit une opération que le discours réussit rarement : elle tient ensemble le chagrin et l'espérance sans que l'une n'annule l'autre. Le mode mineur et le texte d'espérance coexistent dans la même phrase, et personne ne demande à l'auditeur de choisir.

C'est ce que le présent chapitre a tenté d'établir théologiquement.

L'espérance chrétienne n'est pas un analgésique : elle ne dispense pas de la perte, elle lui donne un destinataire. Une œuvre qui pleure franchement tout en confessant la résurrection est plus fidèle à la tradition qu'un discours qui recommande de se réjouir.

Il en résulte un critère utile pour choisir les textes et les chants d'une célébration funèbre. Une pièce qui interdit de pleurer trahit ce qu'elle prétend annoncer. Une pièce qui autorise à pleurer tout en ouvrant un horizon accomplit exactement ce que l'assemblée est venue chercher, et c'est à cela qu'on reconnaît un requiem qui tient.

CHAPITRE 18 PHÉNOMÈNES FRONTIÈRES ET QUÊTE SPIRITUELLE LAÏQUE

18.1 La détresse spirituelle laïque

18.1.1 Spiritualité sans religion : définir un besoin sans le confessionnaliser

Une part croissante des personnes accompagnées ne se rattache à aucune tradition religieuse et refuserait qu'on lui attribue une foi implicite. Elles n'en formulent pas moins des questions de sens, de bilan, de pardon et de destination, que le vocabulaire clinique ne sait pas nommer.

Les travaux européens ont proposé une définition de travail : la spiritualité désigne la dimension par laquelle une personne cherche du sens, se situe par rapport à ce qui la dépasse et articule son expérience à des valeurs. Cette définition, volontairement large, a l'avantage de ne pas présupposer une croyance et l'inconvénient de risquer la dilution.

Leget (2017) a proposé un modèle inspiré de l'ars moriendi médiéval, articulé autour de cinq tensions que traverse le mourant : le rapport à soi et aux autres, le faire et le lâcher-prise, l'oubli et le souvenir, la croyance et le savoir, le pardon et la culpabilité. Ce cadre a l'avantage d'être utilisable par un intervenant quelle que soit sa propre position.

Une clarification s'impose pour l'intervenant croyant. Accompagner spirituellement une personne non croyante ne consiste ni à taire sa propre position si elle est demandée, ni à la proposer si elle ne l'est pas, mais à travailler avec le matériau que la personne apporte. Ce travail est réel et il ne constitue pas un accompagnement au rabais.

18.1.2 Les quatre demandes récurrentes : sens, pardon, réconciliation, achèvement

Sans cadre religieux, quatre demandes reviennent avec une régularité frappante. La première porte sur le sens : cette vie a-t-elle valu quelque chose, laisse-t-elle une trace, a-t-elle compté pour quelqu'un. Elle appelle moins une réponse qu'un témoin.

La deuxième porte sur le pardon de soi, et elle est la plus lourde. Les fautes évoquées ne sont pas toujours graves objectivement — un père absent, une parole non dite, un abandon ancien — mais elles reviennent avec une insistance que rien n'apaise. L'absence de dispositif d'absolution laisse ces personnes sans procédure.

La troisième porte sur la réconciliation avec autrui, et elle bute souvent sur l'impossibilité matérielle : l'autre est mort, injoignable, ou refuse. Il faut alors travailler sur des formes indirectes — lettre non envoyée, parole prononcée devant témoin, geste symbolique — dont l'efficacité est réelle.

La quatrième porte sur l'achèvement : régler ce qui reste, transmettre ce qui doit l'être, ne pas laisser de désordre. Cette demande, la plus pratique des quatre, est aussi la plus facile à satisfaire, et son accomplissement libère souvent l'accès aux trois autres.

18.1.3 Outils de repérage de la détresse spirituelle

Plusieurs instruments d'anamnèse existent. La grille FICA (Puchalski et Romer, 2000) explore la foi, son importance, la communauté d'appartenance et la manière dont l'équipe doit en tenir compte. D'autres modèles, comme HOPE, suivent une logique voisine. Leur mérite est de rendre la démarche systématique ; leur limite est de risquer l'interrogatoire.

Steinhauser et ses collaborateurs (2006) ont montré qu'une question unique — demander à la personne si elle est en paix — présente une valeur de dépistage comparable à des instruments plus lourds, tout en ouvrant la conversation au lieu de la cadrer. Sa brièveté la rend utilisable par n'importe quel membre de l'équipe.

Il faut enfin signaler ce qui ne relève pas du repérage mais de l'observation quotidienne : le retrait, l'insomnie sans cause somatique, une agitation qui ne cède pas aux traitements, la répétition d'un même épisode biographique, la demande de mort chez un patient soulagé. Ces signes valent tous les questionnaires.

18.2 L'expérience des frontières de la conscience

18.2.1 Les expériences de mort imminente : structures et invariants

Depuis les travaux de Moody (1975), un ensemble de récits a été décrit chez des personnes réanimées après un arrêt cardiaque : sensation de décorporation, passage dans un tunnel, lumière, revue panoramique de la vie, rencontre de défunts, sentiment de paix, limite à ne pas franchir. Greyson (1983) a construit une échelle permettant de les caractériser de manière reproductible.

Van Lommel et ses collaborateurs (2001) ont conduit une étude prospective néerlandaise auprès de survivants d'arrêt cardiaque, établissant une fréquence de ces expériences de l'ordre de quelques dizaines de pour cent et une absence de corrélation avec la durée de l'anoxie ou la médication. L'étude AWARE menée par Parnia et ses collaborateurs (2014) a cherché, sans succès concluant, à vérifier objectivement les perceptions rapportées durant l'arrêt.

Ces travaux établissent solidement l'existence et la structure du phénomène. Ils n'établissent pas son interprétation, et il faut le dire clairement au lecteur comme au patient.

18.2.2 Visions, apparitions et rêves des mourants

Distinct du phénomène précédent, un autre est bien plus fréquent en soins palliatifs : les visions de fin de vie, où le patient rapporte la présence de proches décédés, parfois des jours avant le décès. Osis et Haraldsson (1977) les avaient documentées ; Kerr et ses collaborateurs (2014) en ont conduit une étude longitudinale rigoureuse.

Leurs résultats méritent d'être connus des équipes. Ces expériences sont très fréquentes, elles sont majoritairement décrites comme apaisantes, elles portent le plus souvent sur des personnes décédées, et elles se distinguent nettement du délirium par leur cohérence, la conscience préservée et le confort qu'elles procurent.

La distinction avec le délirium est le point clinique décisif. Un délirium s'accompagne de fluctuation attentionnelle, de désorganisation, d'angoisse ou d'agitation, et il appelle un traitement. Une vision de fin de vie survient chez un patient orienté, elle est racontée calmement, et la traiter par un antipsychotique constitue une erreur qui prive le patient d'une expérience qui l'apaisait.

La conduite recommandée est simple : écouter, demander ce que la personne en pense, ne pas confirmer ni infirmer la réalité objective, et rassurer la famille sur le fait qu'il ne s'agit pas nécessairement d'une dégradation.

18.2.3 Analyses croisées : neurosciences et ouvertures spirituelles

Les explications neurophysiologiques ont progressé. La stimulation de certaines régions cérébrales reproduit des sensations de décorporation (Blanke et al., 2002), et Borjigin et ses collaborateurs (2013) ont observé chez l'animal une brève poussée d'activité cérébrale cohérente après l'arrêt cardiaque, compatible avec une expérience intense.

Ces travaux montrent qu'un substrat cérébral existe. Ils ne tranchent pas la question de savoir si ce substrat produit l'expérience ou en constitue la condition de possibilité — distinction déjà rencontrée au chapitre 9 et qui demeure ouverte.

L'honnêteté commande donc de refuser les deux conclusions abusives. Affirmer que ces phénomènes prouvent la survie de la conscience excède les données. Affirmer qu'ils sont expliqués et donc réduits à une décharge neuronale excède également ce que l'on sait.

18.2.4 Posture recommandée : accueillir sans valider ni disqualifier

La posture praticable tient en quelques règles. Ne jamais tourner en dérision ni signaler comme symptôme un récit de ce type. Ne jamais l'instrumentaliser comme preuve d'une doctrine. Laisser au patient l'interprétation de sa propre expérience, en lui demandant ce qu'elle signifie pour lui plutôt qu'en lui expliquant ce qu'elle est.

Vis-à-vis de la famille, la fonction est pédagogique : expliquer la fréquence de ces phénomènes, leur caractère habituellement paisible et leur distinction d'avec la confusion, évite l'affolement et les demandes de sédation.

Vis-à-vis de l'équipe, il vaut la peine de consigner ces récits au dossier avec neutralité, comme des observations et non comme des anomalies. Cette simple discipline d'écriture modifie la manière dont les équipes les reçoivent.

VIGNETTE 10 — Se pardonner à soi-même » *Œuvre de référence : Imana ni urukundo (Dieu est amour) et compositions sur le pardon et la réconciliation.*

Idée maîtresse, en paraphrase : pardonner délivre d'abord celui qui pardonne de ce qui le tenait captif.

La thématique du pardon traverse l'ensemble de l'œuvre de ce compositeur, et elle y prend une forme particulière : le pardon n'y est pas présenté comme un acquittement moral accordé à autrui, mais comme une opération que celui qui pardonne accomplit d'abord pour lui-même, afin de cesser d'être détenu par ce qui lui a été fait.

Cette formulation rejoint exactement ce que la clinique observe chez les patients dont il est question en 18.1.2. Ce qu'ils demandent n'est presque jamais l'absolution d'un tiers : c'est l'autorisation de déposer une charge qu'ils portent depuis longtemps et dont ils ne savent pas quoi faire.

Deux précautions s'imposent cependant, et elles valent avertissement. Le pardon ne se prescrit pas : proposé trop tôt, il est vécu comme une injonction supplémentaire et il aggrave la culpabilité. Et il n'équivaut ni à l'oubli, ni à l'excuse, ni à la réconciliation avec la personne concernée, laquelle peut demeurer impossible ou même inopportune.

Ce que l'accompagnant peut offrir est plus modeste et plus efficace : être le témoin devant lequel une chose est dite pour la première fois. Beaucoup de patients n'ont besoin de rien d'autre, et le fait qu'ils l'aient dit à voix haute, devant quelqu'un qui n'a pas reculé, produit à lui seul une part du dénouement.

CINQUIÈME PARTIE. L'ACCOMPAGNEMENT CONCRET, PRATIQUE, LÉGAL ET RITUEL

L'art du soin au lit du malade : de la théorie à la pratique

CHAPITRE 19 PRINCIPES FONDAMENTAUX ET POSTURES DE L'ACCOMPAGNEMENT

19.1 L'éthique de la vulnérabilité : présence, empathie et compassion

19.1.1 Être là : la présence comme acte thérapeutique

La première compétence de l'accompagnement n'est pas une technique de communication : c'est la capacité de rester dans une pièce où l'on ne peut rien réparer. Toutes les autres en dépendent, et c'est celle que la formation initiale des professions de santé développe le moins, puisqu'elle les prépare à agir.

Ce que produit une présence tenue est mesurable indirectement. Les patients qui se disent bien accompagnés ne citent presque jamais un contenu de conversation ; ils citent le fait que quelqu'un est venu, s'est assis, n'a pas regardé sa montre. Ce qui soigne n'est pas ce qui est dit, c'est que quelqu'un ait accepté de partager le temps du malade plutôt que de lui imposer le sien.

Trois gestes simples suffisent à constituer une présence. S'asseoir plutôt que rester debout, ce qui modifie la perception de la durée par le patient bien plus que la durée réelle. Se placer à hauteur de regard. Et annoncer d'emblée le temps dont on dispose, ce qui libère le patient de la crainte permanente de retenir quelqu'un.

19.1.2 Empathie, sympathie, compassion : trois régimes à ne pas confondre

La sympathie éprouve avec : elle partage l'affect, sans distance. Elle est chaleureuse et elle épuise, car l'accompagnant y absorbe la détresse qu'il reçoit. Un soignant qui pleure autant que la famille ne soutient plus personne.

L'empathie comprend de l'intérieur sans confondre : elle se représente ce que l'autre éprouve tout en sachant que ce n'est pas elle qui l'éprouve. C'est le régime professionnel adéquat, et il suppose un travail de régulation qui ne va pas de soi.

La compassion ajoute à l'empathie un mouvement vers l'action : elle est disposée à faire quelque chose. Les travaux récents en neurosciences sociales suggèrent que l'entraînement à la compassion, contrairement à l'entraînement à la seule résonance émotionnelle, protège de l'épuisement au lieu de l'aggraver. Le chapitre 25 en tirera les conséquences institutionnelles.

19.1.3 La juste distance : ni fusion ni blindage

Deux dérives symétriques guettent l'accompagnant. La fusion, où il se substitue au patient, se déclare bouleversé, prend parti dans les conflits familiaux et finit par avoir besoin d'être consolé lui-même. Le blindage, où il se protège par le protocole, la technicité et l'humour de couloir, et devient inatteignable.

La juste distance n'est pas un point fixe : elle se règle en permanence et diffère selon les patients. Un critère pratique existe cependant : l'accompagnant est trop proche lorsqu'il pense au patient hors de son temps de travail au point d'en perdre le sommeil, et trop loin lorsqu'il ne se souvient plus du prénom de quelqu'un qu'il visite depuis trois semaines.

Ce réglage ne se fait pas seul. Il constitue précisément l'objet des dispositifs de supervision décrits en 25.3, et un service qui n'en offre aucun laisse chaque intervenant régler cette question par ses propres moyens, c'est-à-dire mal.

19.2 L'art de la relation d'aide

19.2.1 Les trois conditions rogériennes appliquées au chevet

Rogers (1957, 1968) a formulé trois conditions de l'aide psychologique dont la pertinence en fin de vie est directe. La congruence : l'accompagnant est réellement ce qu'il paraît, ne joue pas un rôle et ne dissimule pas son embarras derrière une façade professionnelle. Le patient détecte l'artifice avec une acuité que la maladie semble aiguiser.

Le regard positif inconditionnel : la personne est reçue sans que l'accueil dépende de ce qu'elle dit ou fait. Cette condition est mise à l'épreuve par les patients désagréables, exigeants, racistes ou ingrats, et c'est précisément à ce moment qu'elle prend son sens.

La compréhension empathique enfin, qui suppose de percevoir le cadre de référence du patient comme s'il était le sien — le comme si étant l'élément décisif, celui que la sympathie perd. Ces trois conditions sont exigeantes et aucune ne se simule durablement.

19.2.2 L'écoute active : reformulation, validation, questions ouvertes

La reformulation consiste à restituer ce qui vient d'être dit dans d'autres termes, pour vérifier la compréhension et signaler que l'on a entendu. Employée mécaniquement, elle devient un tic irritant ; employée avec parcimonie, elle produit chez le patient le sentiment rare d'avoir été suivi.

La validation consiste à reconnaître la légitimité de l'affect sans se prononcer sur son objet. Dire à quelqu'un que sa colère se comprend n'équivaut pas à approuver ce contre quoi elle se dirige, et cette distinction permet d'accompagner un patient injuste envers son entourage sans le contredire ni le cautionner.

La question ouverte, enfin, remplace la question fermée qui appelle un oui ou un non. Demander à quelqu'un comment il va appelle une réponse convenue ; lui demander comment s'est passée sa nuit, ou ce qui l'a occupé depuis hier, ouvre un espace. La question la plus productive en fin de vie reste celle qui porte sur ce que la personne redoute précisément, plutôt que sur ce qu'elle ressent en général.

19.2.3 Le silence habité : pédagogie du non-dire

Le silence est l'outil le plus difficile à manier et le plus efficace. La plupart des soignants le supportent quelques secondes avant de le combler, alors que c'est souvent au bout du dixième silence qu'une parole nouvelle arrive.

Il faut distinguer le silence habité, où l'accompagnant reste attentif, présent physiquement, disponible, du silence vide, où il attend que le temps passe. Le patient distingue immédiatement les deux, et le second est ressenti comme un abandon.

Une règle empirique aide à s'entraîner : compter mentalement jusqu'à dix avant d'intervenir après une phrase difficile. L'expérience montre que le patient reprend la parole dans la majorité des cas, et qu'il dit alors l'essentiel.

19.2.4 Le toucher relationnel : cadre, consentement et limites

Le toucher constitue en fin de vie une modalité de communication majeure, notamment lorsque la parole devient impossible. Il se distingue radicalement du toucher technique, qui manipule un corps pour accomplir un soin : le toucher relationnel ne poursuit aucun objectif instrumental.

Il exige un cadre. Le consentement doit être obtenu, même implicitement, et il n'est jamais acquis une fois pour toutes ; les zones concernées sont les mains, les avant-bras, l'épaule ; la durée reste courte ; et le refus, y compris non verbal, s'accepte sans commentaire.

Trois précautions supplémentaires s'imposent. Les patients ayant subi des violences physiques ou sexuelles peuvent vivre un toucher bienveillant comme une intrusion. Certaines cultures et certaines traditions religieuses proscrivent le contact entre personnes de sexes différents. Et la douleur neuropathique rend parfois insupportable le contact le plus léger.

> Trois choses suffisent à constituer une présence : s'asseoir, se mettre à hauteur de regard, annoncer le temps dont on dispose. L'empathie écoute depuis l'intérieur sans se confondre avec l'autre. Un silence tenu jusqu'à dix est presque toujours suivi d'une parole essentielle. Le toucher demande consentement, et le refus s'accepte sans commentaire.

CHAPITRE 20 LE CADRE ÉTHIQUE, D'ANTICIPATION ET DE PRISE DE DÉCISION

20.1 L'arbitrage bioéthique en situation de crise

20.1.1 Le respect de l'autonomie face à la décision médicale

Le principe d'autonomie, tel que Beauchamp et Childress (2019) l'ont formulé, exige que la personne apte décide pour elle-même après avoir reçu une information suffisante. Ce principe fonde le consentement libre et éclairé, et il implique symétriquement le droit de refuser un traitement, y compris vital.

Son application en fin de vie se heurte à trois difficultés pratiques. L'aptitude fluctue : un patient peut être apte le matin et confus le soir, ce qui impose d'évaluer au moment de la décision et non une fois pour toutes. L'information est rarement neutre : la manière dont une option est présentée détermine largement le choix. Et la pression relationnelle est constante, le patient anticipant ce que ses proches souhaitent.

Le chapitre 8 a rappelé, à la suite des théories de l'autonomie relationnelle, qu'une décision libre suppose des conditions matérielles : douleur soulagée, absence de sentiment d'être un fardeau, existence réelle d'alternatives. Vérifier ces conditions fait partie de l'évaluation d'aptitude, et non d'un supplément moral facultatif.

20.1.2 Bienfaisance et non-malfaisance : la tension clinique

La bienfaisance oblige à agir pour le bien du patient ; la non-malfaisance interdit de nuire. En fin de vie, ces deux principes entrent en conflit permanent, puisque presque tout traitement soulageant comporte un risque.

La doctrine du double effet fournit un cadre classique de résolution. Elle admet un acte ayant un effet bon recherché et un effet mauvais prévu mais non voulu, sous quatre conditions : l'acte lui-même n'est pas mauvais, l'effet mauvais n'est pas le moyen d'obtenir le bon, l'intention vise l'effet bon, et il existe une raison proportionnée.

Cette doctrine est fréquemment invoquée pour justifier l'usage d'opioïdes à dose élevée. Il faut cependant préciser un point que les données cliniques ont établi : le titrage correct des opioïdes chez un patient douloureux n'abrège pas la vie, contrairement à une croyance tenace. La doctrine du double effet reste utile conceptuellement, mais elle est ici invoquée pour un risque qui, dans la pratique bien conduite, ne se réalise pas.

20.1.3 Le principe de justice : allocation des ressources et équité

Le quatrième principe est le moins mobilisé au chevet et le plus déterminant en amont. Il concerne la répartition des ressources : lits d'unité spécialisée, temps infirmier, accès aux équipes mobiles, disponibilité d'un intervenant spirituel.

La justice se joue aussi dans des arbitrages microscopiques et invisibles. Le patient qui parle bien français, dont la famille est présente et qui sait formuler ses demandes obtient davantage que celui qui se tait. Ce biais n'est pas intentionnel, il est structurel, et seule sa reconnaissance permet de le corriger.

Une pratique simple existe : vérifier périodiquement, en réunion d'équipe, quels patients n'ont fait l'objet d'aucune discussion depuis plusieurs jours. Ce sont presque toujours ceux qui reçoivent le moins.

20.2 Les outils médico-légaux de l'anticipation

20.2.1 Les directives anticipées : rédaction, valeur juridique, applicabilité

Les directives permettent à une personne apte de consigner à l'avance ses volontés pour le cas où elle ne pourrait plus s'exprimer. Au Québec, les directives médicales anticipées, inscrites dans un registre, ont une valeur contraignante pour les soins qu'elles visent, ce qui les distingue de simples souhaits.

Leur portée effective demeure limitée par trois obstacles bien documentés. Le taux de rédaction reste faible. Les formulations sont souvent trop générales pour être applicables à la situation réelle. Et les documents ne sont pas disponibles au moment où la décision se prend, notamment en urgence.

La recherche a par ailleurs déplacé l'accent : Detering et ses collaborateurs (2010) ont montré que le bénéfice provient moins du document que du processus de conversation qui le précède. Une planification préalable des soins bien conduite améliore le respect des volontés et réduit l'anxiété et la dépression chez les proches endeuillés — résultat qui devrait suffire à la rendre systématique.

20.2.2 La personne de confiance : choix, rôle et statut

Désigner quelqu'un pour parler en son nom est souvent plus efficace que rédiger des instructions détaillées, car un mandataire s'adapte à une situation imprévue là où un document ne le peut pas.

Le choix mérite d'être discuté avec le patient, car le réflexe consiste à désigner le plus proche affectivement, qui n'est pas toujours le plus apte à soutenir la charge. Trois qualités importent : connaître réellement les valeurs de la personne, être capable de les défendre face à une équipe médicale, et supporter le désaccord des autres membres de la famille.

Son rôle doit être explicité, y compris devant les autres proches : il ne décide pas selon ce qu'il souhaite, mais rapporte ce que le patient aurait voulu. Cette clarification, faite tôt et publiquement, désamorce l'essentiel des contestations ultérieures et allège considérablement la culpabilité du mandataire.

20.2.3 La procédure collégiale de limitation ou d'arrêt des traitements

Lorsque la personne n'est plus apte et qu'une décision de limitation se pose, la garantie ne réside pas dans un critère mais dans une procédure. Celle-ci comporte cinq éléments : évaluation médicale documentée du bénéfice attendu, recherche des volontés antérieures, consultation du mandataire et des proches, avis d'un praticien extérieur à l'équipe, et consignation écrite du raisonnement.

Une distinction doit être maintenue avec rigueur dans les échanges avec la famille : limiter ou arrêter un traitement disproportionné, c'est cesser d'entraver une évolution naturelle ; ce n'est pas provoquer la mort. La confusion entre ces deux actes est à l'origine d'une part importante des refus familiaux.

Le vocabulaire employé pèse ici plus qu'ailleurs. Dire que l'on ne fera plus rien est faux et dévastateur ; dire que l'on cesse un traitement devenu inutile et que l'on intensifie tout ce qui soulage est exact et recevable. La formule retenue devrait être décidée en équipe avant l'entretien, et non improvisée devant les proches.

CHAPITRE 21 PRISE EN CHARGE CLINIQUE ET CONTRÔLE DES SYMPTÔMES

Ce chapitre expose l'état des connaissances et le raisonnement éthique qui les sous-tend. Il ne constitue ni une prescription, ni un protocole, et ne comporte volontairement aucune posologie. Le lecteur professionnel se réfère aux guides de pratique en vigueur dans sa juridiction et à l'avis d'un médecin compétent en médecine palliative.

21.1 L'évaluation clinique de la douleur en fin de vie

21.1.1 Les outils d'auto-évaluation pour le patient communicant

Le principe fondateur de l'évaluation est que la douleur est ce que le patient dit qu'elle est. Aucun examen, aucune imagerie et aucune observation comportementale ne prévaut sur sa déclaration, et la définition révisée de l'Association internationale pour l'étude de la douleur (Raja et al., 2020) confirme cette primauté.

Les outils courants sont l'échelle visuelle analogique, l'échelle numérique de zéro à dix et l'échelle verbale simple. Leur choix dépend des capacités du patient, et le même outil doit être conservé tout au long du suivi pour que les mesures soient comparables.

L'erreur la plus répandue consiste à s'en tenir à un chiffre. Une évaluation utile précise la localisation, le type — brûlure, décharge, étau, fourmillement, ce qui oriente vers une composante neuropathique —, le rythme, les facteurs déclenchants et surtout le retentissement fonctionnel. Un patient qui cote sa douleur à quatre mais ne peut plus dormir est insuffisamment soulagé.

21.1.2 Les échelles d'hétéro-évaluation pour le patient non communicant

Chez le patient confus, aphasique, dément ou en phase agonique, l'évaluation repose sur l'observation comportementale. Les outils francophones validés incluent Doloplus-2, conçue pour la personne âgée non communicante, et l'ECPA, orientée vers les moments de soin. L'ESAS, développée par Bruera et ses collaborateurs (1991), permet un suivi multi-symptômes.

Ces échelles observent des indicateurs convergents : expression du visage, plaintes vocales, positions antalgiques, protection de zones, résistance aux soins, modification du sommeil et du comportement relationnel.

Un principe de sécurité prime lorsque le doute subsiste : en cas d'incertitude chez un patient non communicant présentant une pathologie douloureuse connue, on traite. Un test thérapeutique dont l'effet est ensuite évalué vaut mieux qu'une abstention fondée sur l'absence de plainte, laquelle peut simplement traduire l'incapacité de se plaindre.

21.2 Thérapeutiques antalgiques

21.2.1 Le maniement des morphiniques au lit du malade

Les opioïdes forts constituent le traitement de référence des douleurs cancéreuses modérées à sévères. Leur maniement repose sur quelques principes stables : administration à horaires fixes plutôt qu'à la demande, doses supplémentaires prévues pour les accès douloureux, titration progressive, et absence de dose maximale théorique tant que l'efficacité progresse plus vite que les effets indésirables.

La prévention systématique de la constipation accompagne toute prescription, cet effet ne s'atténuant pas avec le temps contrairement aux nausées et à la somnolence initiales. Cette précaution, élémentaire, est parmi les plus fréquemment omises.

La voie orale reste privilégiée tant qu'elle est possible ; la voie sous-cutanée prend le relais en fin de vie. Les changements de molécule ou de voie exigent des tables d'équianalgésie et une vigilance particulière, les erreurs de conversion figurant parmi les incidents les plus graves de la discipline.

21.2.2 Co-analgésiques et thérapeutiques adjuvantes

Certaines douleurs répondent mal aux opioïdes seuls et nécessitent des traitements ciblés. Les douleurs neuropathiques relèvent d'antiépileptiques ou d'antidépresseurs à visée antalgique ; les douleurs osseuses bénéficient d'anti-inflammatoires, de biphosphonates et parfois d'une radiothérapie ; les douleurs par compression ou œdème répondent aux corticoïdes ; les douleurs spastiques digestives relèvent d'antispasmodiques.

Les approches non médicamenteuses ne sont pas décoratives. Positionnement, chaleur ou froid, massage, relaxation, hypnose, musique et présence d'un proche modifient réellement le seuil de perception. Leur effet est modeste isolément et significatif en association.

Un point mérite d'être souligné pour la cohérence de cet ouvrage : le traitement de la composante existentielle est lui aussi antalgique. Un patient dont l'angoisse de mort est prise en charge requiert souvent moins d'opioïdes, ce qui n'est pas un effet placebo mais la conséquence directe du concept de douleur totale exposé au chapitre 3.

21.2.3 Déconstruction des mythes : dépendance et hâte de la mort

Deux croyances font obstacle au soulagement et se rencontrent aussi bien chez les familles que chez les soignants. La première est la crainte de la dépendance. Il faut distinguer la dépendance physique, phénomène pharmacologique attendu et sans conséquence chez un patient dont le traitement ne sera pas interrompu, de l'addiction, trouble comportemental dont le risque est très faible dans ce contexte.

La seconde est la crainte d'abréger la vie. Les données disponibles ne soutiennent pas l'idée qu'un titrage correct des opioïdes chez un patient douloureux raccourcisse la survie ; plusieurs travaux suggèrent même l'inverse, une douleur non traitée étant délétère.

Ces mythes ont un coût mesurable : retard à l'instauration, doses insuffisantes, refus familiaux, culpabilité durable de proches convaincus d'avoir consenti à une euthanasie déguisée. Les déconstruire explicitement, avant même que la question ne soit posée, fait partie du soin.

21.3 Le contrôle de la détresse somatique globale

21.3.1 Dyspnée et angoisse respiratoire

La dyspnée est, avec la douleur, le symptôme le plus redouté, et son intensité perçue ne correspond que faiblement aux mesures objectives d'oxygénation. Elle comporte une composante émotionnelle majeure, la sensation d'étouffer déclenchant une panique qui aggrave la dyspnée.

Sa prise en charge combine le traitement de la cause lorsqu'il est possible, les opioïdes qui réduisent efficacement la perception de l'essoufflement, les anxiolytiques sur la composante panique, et des mesures non pharmacologiques dont l'efficacité est sous-estimée : position assise, air frais sur le visage, aération, réduction du nombre de personnes dans la pièce.

L'oxygène systématique n'apporte pas de bénéfice démontré chez le patient non hypoxémique, alors qu'il est massivement demandé par les familles pour qui il symbolise le soin. Refuser sans expliquer est une faute relationnelle ; expliquer prend deux minutes.

21.3.2 L'encombrement bronchique en phase agonique

Le râle terminal résulte de l'accumulation de sécrétions chez un patient qui ne déglutit plus. Le point essentiel est qu'il n'existe aucune donnée indiquant que ce phénomène soit pénible pour le patient, lequel est habituellement inconscient à ce stade.

Il est en revanche extrêmement pénible pour l'entourage, qui l'interprète comme une noyade. C'est donc d'abord un symptôme familial, et son traitement principal est l'explication : dire ce que c'est, dire que la personne ne souffre pas, dire ce qui va se passer.

Les mesures utiles sont simples : positionnement latéral, arrêt ou réduction des apports hydriques, éventuellement anticholinergiques, dont l'efficacité est meilleure si administrés tôt. L'aspiration est le plus souvent délétère, traumatisante et sans bénéfice.

21.3.3 Délirium et agitation terminale

Le délirium survient chez une large majorité de patients dans les derniers jours. Il se manifeste par une fluctuation de la vigilance, une désorganisation de la pensée, une inversion du rythme veille-sommeil, parfois des hallucinations. Sa forme hypoactive, la plus fréquente, passe souvent inaperçue et est confondue avec une dépression ou une simple fatigue.

La première démarche est étiologique, car de nombreuses causes sont réversibles : rétention urinaire, fécalome, douleur non traitée, infection, troubles métaboliques, iatrogénie médicamenteuse. Un examen de quelques minutes résout un nombre appréciable de situations que l'on s'apprêtait à sédater.

Lorsque le délirium est irréversible, le traitement associe des mesures environnementales — lumière, repères temporels, présence familière, réduction des stimulations — et un traitement médicamenteux. La distinction avec les visions de fin de vie décrites en 18.2.2 doit être maintenue avec rigueur : celles-ci sont paisibles, cohérentes et ne relèvent d'aucun traitement.

21.4 Éthique de l'apport nutritionnel en phase ultime

21.4.1 La nutrition artificielle en phase terminale

La nutrition artificielle relève d'un traitement et non d'un soin de base, ce qui autorise à en discuter l'indication comme pour tout autre traitement. En phase terminale, les données disponibles ne montrent pas de bénéfice sur la survie ni sur le confort, et signalent des complications.

Le cadre physiologique explique ce résultat : l'organisme en fin de vie n'assimile plus, et l'apport forcé produit surcharge, œdèmes et encombrement. L'anorexie terminale n'est pas la cause du déclin, elle en est la manifestation.

Cette distinction — l'arrêt alimentaire est un signe et non une cause — est le point qu'il faut transmettre aux familles, car toute la conversation en dépend.

21.4.2 L'hydratation : bénéfices, risques et indications réelles

L'hydratation artificielle en fin de vie fait l'objet d'un débat plus ouvert que la nutrition. Ses bénéfices possibles concernent certains cas de délirium lié à la déshydratation ou de toxicité médicamenteuse. Ses risques incluent l'aggravation de l'encombrement, des œdèmes et des épanchements.

La sensation de soif, principale préoccupation des familles, dépend surtout de la sécheresse buccale et se traite efficacement par des soins de bouche répétés — bien plus que par une perfusion.

La position raisonnable est individualisée : ni protocole systématique d'hydratation, ni refus de principe, mais une décision révisable, discutée, et réévaluée sur les effets observés.

21.4.3 Parler à la famille de l'arrêt alimentaire

L'objection revient presque toujours dans les mêmes termes : vous allez le laisser mourir de faim. Elle mérite une réponse préparée, car improvisée elle est presque toujours maladroite.

Cette réponse comporte trois éléments. D'abord la reconnaissance : nourrir est le premier geste de soin, depuis la naissance, et y renoncer est contre-intuitif pour n'importe quel proche. Ensuite l'explication physiologique : la personne ne meurt pas parce qu'elle ne mange plus, elle ne mange plus parce qu'elle est en train de mourir. Enfin la proposition d'un substitut : soins de bouche, glaçons, saveurs, humidification — gestes que la famille peut accomplir elle-même.

Ce dernier point est décisif. Ce qu'une famille demande en réclamant une perfusion, c'est presque toujours de pouvoir encore faire quelque chose. Lui confier les soins de bouche répond à cette demande mieux que n'importe quelle argumentation.

CHAPITRE 22 LES SITUATIONS ÉTHIQUES COMPLEXES EN FIN DE VIE

Note de conformité législative : les informations juridiques de ce chapitre sont à jour au moment de la rédaction (2026). Les lois sur la fin de vie évoluant rapidement au Canada et au Québec, le lecteur professionnel vérifiera leur état actuel auprès des instances compétentes avant toute application.

22.1 Les protocoles de sédation en médecine palliative

22.1.1 La sédation proportionnée pour symptôme réfractaire

La sédation palliative consiste à réduire la vigilance pour soulager un symptôme devenu réfractaire, c'est-à-dire résistant à tout traitement adapté dans un délai acceptable. Elle est proportionnée lorsque la profondeur visée est la plus faible permettant le soulagement, et elle peut être intermittente ou temporaire.

Ses indications principales sont la dyspnée insupportable, le délirium agité incontrôlable, les hémorragies cataclysmiques et certaines douleurs rebelles. La détresse existentielle réfractaire constitue une indication discutée, sur laquelle il n'existe pas de consensus international, et qui exige une évaluation psychiatrique et spirituelle préalable.

Deux exigences procédurales encadrent la pratique : le caractère réfractaire doit être établi par une équipe et non par un praticien isolé, et le patient — ou son mandataire — doit être associé à la décision. Une sédation instaurée un vendredi soir sans discussion collégiale est presque toujours une décision prise pour l'équipe autant que pour le patient.

22.1.2 La sédation profonde et continue jusqu'au décès

La sédation profonde et continue maintenue jusqu'au décès constitue une modalité distincte, dont l'effet est l'abolition définitive de la conscience.

Elle est réservée aux situations où le pronostic est de quelques jours et où le symptôme réfractaire est intolérable.

Son enjeu propre est la perte irréversible de relation. Le patient ne dira plus rien, n'entendra plus rien, ne pourra plus revenir sur sa décision. C'est pourquoi le moment de son instauration doit être précédé d'un temps explicitement consacré aux adieux, proposé et organisé et non laissé à l'initiative des proches.

Cette dimension relationnelle est ce que les protocoles cliniques mentionnent le moins et ce que les familles retiennent le plus. Une équipe qui prévient qu'il s'agit du dernier moment de parole possible offre à une famille ce qu'aucune technique ne remplacera.

22.1.3 Sédation et euthanasie : la distinction par l'intention, le moyen et le résultat

La distinction se fonde sur trois critères convergents. L'intention : soulager un symptôme dans un cas, provoquer la mort dans l'autre. Le moyen : des doses titrées sur le soulagement, ajustées à la réponse observée, ou une dose létale calculée pour produire le décès. Le résultat attendu : le patient meurt de sa maladie, à un moment non déterminé par l'acte, ou meurt de l'acte lui-même, à un moment déterminé par lui.

Cette distinction est contestée par une partie de la littérature, qui objecte que le résultat final est identique et que l'intention est invérifiable. L'objection mérite d'être prise au sérieux plutôt qu'écartée.

Deux éléments lui répondent partiellement. L'intention n'est pas purement subjective : elle se lit dans la conduite — le titrage progressif, la réévaluation, l'absence de dose calculée pour tuer sont des faits objectivables et documentés au dossier. Et le résultat n'est pas identique : sous sédation, les patients survivent parfois plusieurs jours, ce qui n'arrive pas après une injection létale. La distinction demeure défendable, à condition d'être pratiquée et non seulement invoquée.

22.2 Analyse comparative des choix législatifs et moraux

22.2.1 Le droit au refus de soins et ses implications pour l'équipe

Une personne apte peut refuser tout traitement, y compris vital, y compris lorsque ce refus entraînera sa mort. Ce droit est solidement établi et il ne constitue ni une euthanasie ni un suicide : il découle du principe d'inviolabilité de la personne.

Son exercice place cependant les équipes dans une position éprouvante, notamment lorsque le refus paraît déraisonnable. La conduite correcte consiste à vérifier l'aptitude, à s'assurer que le refus repose sur une information exacte, à rechercher ce qui le motive — la peur d'un effet secondaire, une expérience antérieure, une pression familiale — et, ces vérifications faites, à respecter la décision.

Un point mérite d'être signalé aux soignants qui vivent mal ces situations : respecter un refus n'est pas abandonner. L'engagement à poursuivre tous les soins de confort doit être formulé explicitement, faute de quoi le patient perçoit son refus comme une rupture de la relation.

22.2.2 Euthanasie et suicide assisté : définitions et modèles

La terminologie doit être fixée avant toute discussion, car une part des désaccords tient à l'usage flottant des mots. L'euthanasie désigne l'administration par un tiers d'une substance provoquant la mort, à la demande de la personne. Le suicide assisté désigne la fourniture des moyens, la personne accomplissant elle-même le geste. Ces deux actes se distinguent de la limitation thérapeutique et de la sédation.

Les modèles législatifs se répartissent en trois familles. Les régimes qui autorisent l'euthanasie et le suicide assisté, notamment aux Pays-Bas, en Belgique, au Luxembourg, en Espagne et au Canada. Les régimes qui n'autorisent que le suicide assisté, comme plusieurs États américains et la Suisse selon des modalités particulières. Et les régimes qui interdisent les deux tout en organisant le refus de soins et la sédation, comme la France.

Les lignes de fracture morales ne recoupent pas exactement les frontières confessionnelles. Elles opposent une conception de la liberté comme autodétermination souveraine à une conception de la vie comme reçue et non entièrement disponible, et elles opposent également des évaluations divergentes du risque social encouru par les personnes vulnérables.

22.2.3 Le cas canadien et québécois : évolution et objection de conscience

L'évolution canadienne a été rapide. L'arrêt Carter c. Canada (2015) a invalidé la prohibition pénale ; la loi fédérale de 2016 a instauré l'aide médicale à mourir avec l'exigence d'une mort naturelle raisonnablement prévisible ; la loi de 2021 a levé cette exigence ; l'extension aux personnes dont la seule condition invoquée est un trouble mental a fait l'objet de reports successifs. Le Québec, dont la loi de 2014 précédait le cadre fédéral, a fait évoluer son dispositif en parallèle.

Cette évolution place l'accompagnant devant une situation inédite : la demande de mort n'est plus seulement une parole à explorer, elle est aussi une procédure accessible. Le chapitre 10 a établi la règle qui demeure : explorer avant de traiter la demande comme une décision, non pour dissuader, mais parce qu'une part des demandes exprime un symptôme réversible.

L'objection de conscience est reconnue pour les professionnels, avec une obligation de ne pas abandonner le patient et d'assurer la transmission de sa demande. Cette articulation — liberté de ne pas participer, interdiction de faire obstacle — constitue le compromis praticable, et elle exige des équipes qu'elles s'organisent à l'avance plutôt que de découvrir les positions de chacun dans l'urgence.

22.2.4 Position de l'Église catholique : ce qu'elle accepte, ce qu'elle refuse, ce qu'elle critique

L'auteur du présent ouvrage relève de la tradition catholique et en assume les positions, conformément à l'engagement pris en 0.2.2. Un lecteur en désaccord doit pouvoir se servir des chapitres qui précèdent, dont l'exposé comparatif vise l'exactitude et non la polémique. Ce paragraphe dit ce qu'il en est, sans équivoque.

L'Église catholique accepte le refus de soins disproportionnés et la cessation de traitements devenus inutiles. Elle accepte la sédation palliative proportionnée visant le soulagement, fût-ce au prix d'une réduction de la conscience. Elle reconnaît la valeur d'une mort paisible, entourée des siens, avec les sacrements. Elle ne condamne pas celui qui meurt dans des circonstances difficiles, y compris par suicide, compte tenu des facteurs qui réduisent la responsabilité.

Elle refuse l'euthanasie directe et le suicide assisté. Ce refus ne repose pas sur le mépris de la souffrance : il repose sur la conviction que la vie humaine est un don reçu et non une propriété dont le titulaire disposerait sans limite, et que la légalisation de la mise à mort volontaire modifie la signification même du soin et de la relation médicale.

Elle formule en outre une critique précise de certains élargissements du cadre canadien. Trois points méritent d'être nommés sans démagogie. Le premier est la levée de l'exigence d'une mort naturelle raisonnablement prévisible, qui ouvre l'accès à des personnes dont la souffrance est chronique mais dont le pronostic vital n'est pas engagé à court terme — soit exactement les personnes pour lesquelles les soins palliatifs, l'accompagnement psychologique et le soutien social ont le plus à offrir. Le deuxième est l'extension envisagée aux troubles mentaux : la souffrance psychique est par définition fluctuante, le désir de mort qui l'accompagne est souvent transitoire, et l'évaluation de son caractère réfractaire reste incertaine. Le troisième est la dynamique systémique : lorsque l'aide médicale à mourir devient disponible dans un système où l'accès aux soins palliatifs, au logement adapté et au soutien psychosocial est inégal, une partie des demandes reflète moins un choix libre qu'une absence d'alternative réelle. Appeler cela autonomie revient à ratifier une contrainte en la nommant liberté.

Cette critique n'est pas exclusivement confessionnelle dans son fondement : elle est partagée par des éthiciens non croyants, des psychiatres et des associations de défense des droits des personnes handicapées sans appartenance religieuse. L'auteur la formule ici parce que le silence sur ce point, au nom d'une fausse neutralité, constituerait une faute intellectuelle.

CHAPITRE 23 RITES, RITUELS D'ADIEU ET SYMBOLIQUE DU PASSAGE

23.1 La co-construction du rituel d'adieu avec le patient lucide

23.1.1 Excuses, pardon et réconciliation

La littérature palliative anglophone a popularisé une séquence de quatre paroles jugées essentielles avant de mourir : le pardon demandé, le pardon accordé, la gratitude et l'adieu. Cette formulation, née de la pratique clinique plutôt que de la théorie, a le mérite de donner à un patient et à ses proches une structure concrète là où l'émotion paralyse.

Trois précautions accompagnent son usage. Elle ne se prescrit pas : proposée trop tôt, elle est reçue comme une injonction. Elle ne suppose pas la réciprocité : un patient peut demander pardon sans l'obtenir, et c'est déjà un accomplissement. Et elle n'exige pas la présence de l'intéressé, une parole prononcée devant témoin produisant un effet réel.

Le rôle de l'accompagnant est de créer les conditions matérielles : une pièce, un temps sans interruption, éventuellement sa propre sortie. Beaucoup de conversations décisives n'ont pas lieu parce que personne n'a jamais quitté la chambre plus de dix minutes.

23.1.2 Remerciements mutuels et dernières volontés

La gratitude circule dans les deux sens et l'on oublie souvent le second. Les proches ont eux aussi besoin de dire ce que cette personne leur a apporté, et de l'entendre reconnu. Ce qu'un mourant transmet dans ces échanges — une phrase sur ce qu'il a vu grandir, une reconnaissance explicite — sera cité pendant des décennies dans la famille.

Les dernières volontés recouvrent des registres distincts qu'il vaut mieux séparer : les dispositions matérielles, qui relèvent du notaire ; les volontés funéraires, qui doivent être consignées et communiquées ; les demandes relationnelles, qui n'engagent personne juridiquement mais pèsent lourd moralement.

Une précaution s'impose sur ce troisième registre. Une volonté du type veillez sur votre frère peut instituer une charge écrasante pour celui qui la reçoit. Il est parfois utile d'aider le patient à formuler autrement, en souhait plutôt qu'en mandat.

23.2 L'éthique environnementale et sensorielle de la fin de vie

23.2.1 Aménager la chambre : rituels sensoriels

La chambre est l'espace où se déroulent les dernières semaines d'une existence, et elle est conçue pour la commodité des soins. Sa modification est possible à peu de frais et son effet est considérable sur le vécu du patient comme sur celui des visiteurs.

Quatre registres sensoriels sont mobilisables. La vue : photographies, objets personnels, orientation du lit vers une fenêtre, gestion de la lumière, retrait du matériel devenu inutile. L'odorat, le plus négligé et le plus puissant en matière de mémoire : parfum familier, huiles, encens là où c'est possible, aération. L'ouïe : musique choisie par le patient et non par l'équipe, réduction des alarmes, fermeture de la porte. Le toucher : textiles personnels, linge apporté de la maison.

Une règle domine ces aménagements : ils sont décidés par le patient tant qu'il le peut, et par les proches ensuite. Une équipe bien intentionnée qui installe une ambiance selon son propre goût commet la même erreur que celle qu'elle prétend corriger.

23.2.2 La transmission mémorielle : lettres, enregistrements, legs

Les dispositifs de transmission ont une efficacité documentée. La thérapie de la dignité de Chochinov et de ses collaborateurs (2005) formalise cette pratique : un entretien structuré est enregistré, transcrit, corrigé par le patient, puis remis sous forme de document destiné à ses proches.

Des formes plus légères produisent des effets voisins : lettres datées pour les anniversaires à venir, enregistrement vocal d'une recette ou d'une chanson, annotation d'un album de photographies, transmission d'un objet accompagnée de son histoire.

Le rôle de l'équipe est essentiellement logistique et il est décisif : fournir le matériel, garantir le temps sans intrusion, proposer une aide à l'écriture pour ceux qui ne l'ont plus. Beaucoup de ces projets échouent faute d'une heure tranquille et non faute de volonté.

23.3 L'accompagnement spirituel et sacramentel pratique

23.3.1 Sacrements et prières selon la confession du patient

Dans la tradition catholique, trois gestes sont disponibles et souvent mal compris. Le sacrement des malades, qui n'est pas réservé à l'agonie et peut être reçu plusieurs fois ; la réconciliation, dont la demande est fréquente et parfois formulée tardivement ; le viatique, communion donnée pour le passage, dont le nom même dit la fonction.

Le point pratique le plus important concerne le moment. Appeler un prêtre lorsque le patient est déjà inconscient prive celui-ci de ce qui lui aurait été destiné. Poser la question tôt — souhaitez-vous voir un prêtre pendant que vous êtes encore bien éveillé — relève de la prévoyance et non de l'annonce d'une fin imminente, à condition de le formuler ainsi.

Pour les autres confessions, le principe est identique et l'organisation diffère : identifier l'intervenant légitime, connaître les délais, savoir qui appeler la nuit. Un service qui dispose d'une liste à jour et vérifiée règle en cinq minutes ce qui prend sinon plusieurs heures au plus mauvais moment.

23.3.2 Cercles de recueillement et méditation laïque

Pour les personnes sans appartenance religieuse, des formes de recueillement existent et méritent d'être proposées avec le même sérieux : lecture d'un texte choisi par le patient, minute de silence partagée, récit à voix haute de ce que cette personne a représenté, musique.

Ces formes ne sont pas des succédanés. Elles remplissent les fonctions rituelles identifiées au chapitre 15 — marquer un seuil, réunir une assemblée, dire publiquement ce qui est en train d'arriver — sans référence transcendante.

L'erreur à éviter est l'improvisation totale. Un rituel suppose un minimum de structure : quelqu'un qui ouvre, une séquence, une clôture. Sans cela, le moment se dissout dans le malaise, et la famille repart avec le sentiment d'avoir raté quelque chose.

23.3.3 Accompagner l'agnostique et l'incroyant : offrir sans imposer

La règle est simple à énoncer et exigeante à tenir : ne rien proposer qui n'ait été demandé, ne rien refuser qui soit demandé. Un intervenant croyant peut accompagner une personne athée à condition de travailler avec le matériau qu'elle apporte, et non avec le sien.

La question de la transparence se pose lorsque le patient interroge l'accompagnant sur ses propres convictions. Mentir serait une faute et un aveu de honte ; répondre longuement serait un détournement. La réponse praticable est brève, factuelle, suivie d'un retour immédiat à la personne.

Un cas particulier revient souvent : le patient éloigné de la foi de son enfance qui, en fin de vie, demande un geste religieux tout en s'en défendant. Il ne s'agit ni d'une conversion à célébrer ni d'une régression à corriger, mais d'une demande à honorer telle qu'elle est formulée, sans commentaire et sans surenchère.

VIGNETTE 11 — Chanter au chevet : *Œuvre de référence : Répertoire liturgique et de veillée, notamment les compositions chorales en kinyarwanda.*

> *Idée maîtresse, en paraphrase : le chant partagé fait d'une chambre un lieu de rassemblement.*

Une part importante du répertoire de ce compositeur est écrite pour être chantée par une assemblée, sans accompagnement complexe, dans des

contextes où la voix suffit. Cette destination pratique en fait un matériau directement utilisable au chevet, ce que peu de musique savante permet.
Le chant produit, dans une chambre, trois effets que ce chapitre a décrits séparément. Il structure le temps, donc il constitue un rite au sens de 23.3.2. Il occupe l'espace sensoriel décrit en 23.2.1, en remplaçant le bruit institutionnel par un son choisi. Et il permet à ceux qui n'ont plus rien à dire de faire quelque chose ensemble, ce qui répond au besoin d'action identifié chez les proches en 21.4.3.
Deux conditions pratiques déterminent la réussite. Le répertoire doit être celui du patient et de sa famille, non celui de l'intervenant : un cantique inconnu ne produit rien. Et l'équipe doit avoir autorisé explicitement le chant, y compris à plusieurs voix et à un volume qui s'entend dans le couloir. Cette autorisation, banale en apparence, est le point sur lequel de nombreuses familles renoncent faute d'avoir osé demander.

23.4 La ritualité immédiatement post-mortem

23.4.1 La veillée du corps : réintroduire le temps du recueillement

La pression institutionnelle pousse au transfert rapide du corps. Rien pourtant n'impose de vider une chambre dans l'heure, et la possibilité de rester constitue l'un des éléments les plus déterminants du deuil ultérieur.

Ce temps sert à quatre choses : constater, ce que l'intelligence ne fait pas sans le regard ; toucher, geste que beaucoup n'osent pas et qu'il faut autoriser explicitement ; parler, y compris au défunt ; et réunir ceux qui arrivent, parfois de loin.

Une pratique simple améliore considérablement ce moment : dire à la famille combien de temps elle peut rester, et le dire généreusement. L'incertitude sur ce point produit un départ précipité que les proches regrettent ensuite durablement.

23.4.2 Le soin post-mortem comme acte de respect ultime

La toilette mortuaire est un acte technique et un acte symbolique. Accomplie avec soin, à voix normale, en nommant le défunt et en expliquant les gestes, elle constitue le dernier soin et il est reçu comme tel par les familles qui y assistent.

La participation des proches doit être proposée et jamais imposée. Dans plusieurs traditions, elle est même obligatoire et confiée à des personnes désignées de la communauté ; dans d'autres, elle serait déplacée. La question se pose donc, elle ne se présume pas.

Un mot enfin sur les équipes. Ce soin est fréquemment délégué aux professionnels les moins qualifiés et accompli dans la hâte, en fin de service. Un service qui reconnaît explicitement la valeur de cet acte, qui lui accorde du temps et qui en parle en réunion, modifie durablement la culture de l'ensemble.

CHAPITRE 24 L'ACCOMPAGNEMENT DE LA FAMILLE, DES PROCHES ET DES ENFANTS

24.1 Spécificités de l'enfance face à la perte

24.1.1 L'enfant face au parent ou à la fratrie mourante

La compréhension enfantine de la mort évolue par étapes. Avant cinq ans environ, elle est perçue comme réversible et temporaire, ce qui explique la question répétée sur le retour du défunt. Entre cinq et neuf ans, l'irréversibilité s'installe, souvent accompagnée d'une pensée magique où l'enfant se croit responsable. Après neuf ans, la compréhension rejoint celle de l'adulte, avec l'angoisse qui l'accompagne.

L'exclusion protectrice, longtemps recommandée, est aujourd'hui reconnue comme délétère. Un enfant écarté perçoit la gravité, comprend qu'on lui ment, et se construit une explication personnelle presque toujours plus effrayante que la réalité. Les données disponibles indiquent que les enfants à qui l'on a proposé de visiter et de participer ne présentent pas davantage de troubles, et souvent moins.

Le principe est celui du choix informé : expliquer ce qu'il verra, proposer sans contraindre, accepter un refus, prévoir un adulte disponible qui pourra sortir avec lui à tout moment, et ne jamais laisser un enfant seul face à ce qu'il découvre.

24.1.2 Trouver les mots justes : la vérité adaptée à l'âge

Trois règles gouvernent la parole adressée à un enfant. Employer les mots exacts : mort, mourir, il est mort. Les euphémismes — parti, endormi, monté au ciel — produisent des contresens durables et des phobies, notamment du sommeil ou des départs.

Dire ce qui est su et reconnaître ce qui ne l'est pas. Un enfant supporte l'incertitude, il ne supporte pas la découverte d'un mensonge. Répondre que l'on ne sait pas est une réponse acceptable.

Répondre à la question posée et non à celle que l'on imagine. Les enfants posent des questions concrètes — mangera-t-il sous la terre, qui m'emmènera à l'école — et attendent des réponses concrètes. Les trois messages à transmettre explicitement sont invariables : ce n'est pas de ta faute, tu continueras d'être aimé et pris en charge, et tu peux poser toutes les questions que tu veux, y compris plus tard.

24.2 Médiation des crises et conflits familiaux

24.2.1 Cartographier le conflit

Avant toute intervention, il faut identifier de quoi le conflit est fait. Trois couches se superposent habituellement. La couche apparente porte sur une décision médicale ou pratique. La couche intermédiaire porte sur la légitimité : qui a le droit de décider, qui a été consulté, qui a été négligé. La couche profonde est ancienne et sans rapport avec la maladie : préférences parentales, dettes non soldées, blessures de plusieurs décennies.

L'erreur habituelle consiste à traiter la couche apparente. Une équipe qui argumente sur le bien-fondé d'un traitement dans un conflit dont l'enjeu réel est la reconnaissance d'un fils absent depuis vingt ans échouera, quelle que soit la qualité de son argumentation.

Le repérage se fait par une question simple posée séparément à chacun : qu'est-ce qui serait le plus difficile à supporter pour vous dans ce qui va arriver ? Les réponses révèlent la couche profonde en quelques minutes.

24.2.2 Techniques de médiation en contexte de crise

La séquence efficace comporte cinq temps. Recevoir chacun séparément, ce qui est non négociable et constitue l'étape la plus souvent sautée. Identifier la crainte derrière la position. Réunir en fixant un objectif limité et unique. Faire énoncer les faits médicaux par un tiers non impliqué dans le conflit. Acter par écrit une décision explicitement révisable.

Quelques règles de conduite améliorent nettement les chances. Ne jamais tenir la réunion dans le couloir ni dans la chambre. Donner la parole en commençant par le plus périphérique, ce qui évite que la position dominante ne s'impose d'emblée. Nommer les émotions plutôt que les qualifier. Et ne jamais chercher à obtenir une réconciliation, objectif hors de portée et hors mandat.

L'objectif réaliste est modeste et suffisant : que les personnes puissent coexister au chevet jusqu'au décès.

24.2.3 Quand la médiation échoue : protéger le patient

Certains conflits ne se résolvent pas. La priorité devient alors la protection du patient, dont la chambre ne doit pas devenir un champ de bataille.

Les mesures possibles sont concrètes : horaires de visite séparés, désignation d'un interlocuteur unique pour l'information médicale, interdiction d'aborder certains sujets dans la chambre, et si nécessaire limitation de visite, décision lourde qui doit être écrite, motivée et si possible fondée sur la volonté du patient lui-même.

Il faut enfin accepter une limite professionnelle. Une équipe soignante n'est pas mandatée pour réparer une famille, et l'échec d'une médiation n'est pas une faute clinique. Ce constat, dit clairement en réunion, évite à des intervenants de porter une culpabilité qui ne leur revient pas.

24.3 Le suivi du deuil après le décès

24.3.1 Les premières heures et les premiers jours

Le moment du décès mêle une déflagration affective et une avalanche administrative, comme le chapitre 2 l'a noté. L'aide la plus utile y est prosaïque : indiquer les démarches, leur ordre et leurs délais, et préciser ce qui peut attendre le lendemain.

Trois gestes de l'équipe marquent durablement. Nommer le défunt par son nom plutôt que par sa pathologie ou son numéro de chambre.

Dire quelque chose de personnel sur lui, ce qui atteste qu'il a été vu comme une personne. Et, lorsque c'est vrai, dire aux proches qu'ils ont fait ce qu'il fallait.

Une pratique institutionnelle mérite d'être généralisée : une lettre ou un appel de l'équipe quelques semaines après le décès. Son coût est minime, et les familles en parlent des années plus tard.

24.3.2 Le suivi de deuil à moyen terme

Le soutien s'organise selon trois modalités complémentaires. Les groupes de pairs, dont l'efficacité tient à la reconnaissance mutuelle décrite dans la vignette 5. Les entretiens individuels, indiqués lorsque le deuil se complique. Et les rituels commémoratifs collectifs, que plusieurs institutions organisent annuellement en invitant les familles des patients décédés.

Le moment du besoin est régulièrement mal anticipé. Le soutien social se concentre dans les semaines qui suivent le décès puis s'effondre, alors que la difficulté culmine souvent au troisième ou quatrième mois, lorsque l'entourage considère que le plus dur est passé et que l'endeuillé découvre l'ampleur réelle de l'absence.

Les dates anniversaires, les fêtes et les événements familiaux constituent des points de réactivation prévisibles. Les nommer à l'avance permet à l'endeuillé de les préparer plutôt que de les subir comme une rechute inexpliquée.

24.3.3 Repérer et orienter le deuil compliqué

Le deuil compliqué se distingue du deuil ordinaire par sa durée, son intensité persistante et son retentissement fonctionnel. Les critères du trouble de deuil prolongé (Prigerson et al., 2009) exigent une persistance bien au-delà du délai attendu, une nostalgie envahissante et une incapacité durable à réinvestir la vie.

Les signes d'alerte sont repérables par un non-spécialiste : sanctuarisation complète des lieux et des objets, ou au contraire élimination immédiate de toute trace ; incapacité à prononcer le nom ;

isolement social durable ; consommation de substances ; idées suicidaires ; conviction persistante que la vie n'a plus aucun sens.

L'orientation vers un professionnel s'impose devant ces signes, et le repérage des facteurs de risque effectué avant le décès, comme le recommande le chapitre 12, permet de la préparer plutôt que de la déclencher dans l'urgence.

24.4 Deuils difficiles : les deuils collectifs, historiques et interdits

Les deuils décrits dans les sections précédentes procèdent d'une mort singulière, survenue dans un cadre qui permet, en principe, la nomination, le rite et l'accompagnement. Il existe des deuils d'une autre nature, où la mort touche un grand nombre de personnes à la fois, où les circonstances mêmes de la perte portent une charge supplémentaire de violence ou d'injustice, et où le contexte social ou politique peut aller jusqu'à interdire que le deuil se dise. Ces situations ne relèvent pas d'une catégorie clinique à part : elles radicalisent, souvent de façon extrême, les mécanismes du deuil compliqué exposés en 24.3.3. Elles méritent néanmoins un développement propre, tant leurs conséquences sur les survivants, les proches et les familles qui restent diffèrent en intensité et en durée de celles d'un deuil ordinaire.

24.4.1 Les deuils consécutifs aux catastrophes naturelles

Une catastrophe naturelle produit un deuil collectif désynchronisé : un grand nombre de personnes perdent simultanément des proches, un toit, un lieu de culte, parfois un cimetière, dans un moment où aucune d'elles n'est en mesure de soutenir les autres. Les ressources habituelles du deuil — le voisin qui prépare un repas, la communauté qui prend le relais des tâches domestiques, le prêtre ou le pasteur disponible — sont elles-mêmes emportées par l'événement.

S'y ajoutent des obstacles matériels spécifiques. Des corps ne sont jamais retrouvés, ce qui empêche l'établissement d'un acte de décès et retarde des années durant les successions, les remariages, les démarches administratives les plus élémentaires. Des cimetières sont détruits ou inaccessibles, privant les familles du lieu où se rendre. La reconstruction matérielle absorbe la totalité de l'énergie disponible, et le deuil psychique, faute de temps et de moyens, est ajourné plutôt qu'écarté.

L'importance d'un deuil bien liquidé se mesure ici à ce que son absence produit : des années plus tard, des communautés entières continuent de commémorer une date sans qu'aucun travail de deuil individuel n'ait pu s'accomplir. Les rituels collectifs de commémoration, même tardifs et même symboliques en l'absence de dépouille, jouent alors un rôle qu'aucune démarche administrative ne peut remplacer.

24.4.2 Les deuils de guerre : l'urgence qui interdit de pleurer

La guerre impose une hiérarchie brutale des priorités : survivre, protéger les vivants, parfois combattre, priment sur le fait de pleurer un mort. Kastenbaum (1969) a proposé la notion de surcharge de deuil pour décrire ce qui advient lorsque les pertes s'accumulent plus vite que le psychisme ne peut les traiter une à une : chaque nouvelle mort interrompt le travail commencé sur la précédente, et l'ensemble ne se résorbe jamais complètement.

Ce deuil suspendu ne disparaît pas ; il s'accumule. Il n'est pas rare qu'il ressurgisse des années après la fin des hostilités, à l'occasion d'un événement mineur, avec une intensité que l'entourage ne comprend pas parce qu'il ignore ce à quoi elle se rattache réellement. L'engourdissement affectif qui a permis de tenir pendant la guerre, utile et même vital sur le moment, devient alors un obstacle : la personne a désappris à ressentir, et le chagrin, quand il revient, la submerge sans qu'elle dispose plus des mots pour le dire.

Sur le plan social, l'absence de reconnaissance de ce deuil différé — parce que le pays est censé être passé à la reconstruction, parce que d'autres urgences occupent l'espace public — ajoute à l'isolement de la personne un sentiment que sa douleur arrive trop tard pour être entendue. Un accompagnement attentif à ce sujet doit savoir qu'un deuil de guerre n'a souvent pas commencé au moment où l'on croit qu'il devrait être terminé.

24.4.3 Les deuils liés aux morts traumatiques

Une mort traumatique ajoute à la perte une blessure psychologique distincte, qui ne se confond pas avec le chagrin lui-même. Boss (1999) a nommé perte ambiguë la situation où l'incertitude entoure la réalité ou les circonstances de la mort — corps non retrouvé, non identifiable, ou dont les proches n'ont pu prendre congé —, empêchant la confirmation concrète que le processus de deuil requiert pour s'amorcer.

Lorsque la mort a été vue, ou que ses circonstances ont été rapportées avec une violence explicite, un second phénomène s'ajoute : des images intrusives, des cauchemars, une hypervigilance envahissent l'espace psychique et prennent la place des souvenirs de la personne vivante. Le travail de deuil, qui suppose de pouvoir se représenter le défunt tel qu'il a vécu, se heurte alors à des représentations imposées de sa mort, contre lesquelles le sujet ne peut rien.

La conséquence clinique est qu'un deuil traumatique appelle un double travail, mené simultanément ou successivement : celui qui porte sur le trauma lui-même, souvent du ressort d'une prise en charge spécialisée, et celui qui porte sur la perte. Confondre les deux, ou traiter l'un en croyant traiter l'autre, explique une part importante des deuils qui ne se résolvent jamais.

24.4.4 Les deuils des victimes de crimes de guerre et de crimes contre l'humanité

Lorsque la mort résulte d'un acte délibéré, attribuable à des auteurs identifiables, le deuil se double d'une exigence que la mort naturelle n'appelle pas : celle de la reconnaissance et de la justice. La structure psychologique en est changée. Il ne s'agit plus seulement d'intégrer une absence, mais de composer avec le fait qu'un tort a été infligé intentionnellement, et que ce tort attend une réponse que la famille ne peut pas apporter seule.

Les procédures judiciaires, lorsqu'elles existent, s'étendent souvent sur des années, voire des décennies. Les exhumations, les auditions, les confrontations aux pièces du dossier réactivent le trauma à chaque étape, précisément au moment où la famille aurait besoin de stabilité pour avancer dans son deuil. Elle se trouve prise entre deux exigences difficilement conciliables : témoigner, avec ce que cela suppose de retour constant sur les faits, et laisser reposer, avec ce que cela suppose de renoncement à l'action.

L'absence de justice, ou son extrême lenteur, laisse le deuil ouvert sur une plaie qui ne se referme pas : la conviction, souvent exacte, que l'impunité des auteurs prolonge indéfiniment le tort fait aux morts. Un accompagnement pastoral ou psychologique ne peut se substituer à cette justice ; il peut en revanche aider la famille à distinguer ce qui, dans sa douleur, relève du deuil proprement dit et ce qui relève de la demande de justice, afin qu'elle ne s'épuise pas à vouloir que l'un résolve l'autre.

24.4.5 Les deuils des victimes de génocides reconnus

Le génocide ajoute à la mort intentionnelle une dimension supplémentaire : la victime n'a pas été visée pour ce qu'elle avait fait, mais pour ce qu'elle était, du seul fait de son appartenance à un groupe que l'on a entrepris d'anéantir. Cette donnée modifie profondément le travail de deuil des survivants, qui doivent composer avec la question de savoir pourquoi eux ont survécu quand tant d'autres, dans les mêmes conditions, n'ont pas survécu — ce que la littérature clinique nomme la culpabilité du survivant.

La reconnaissance officielle d'un génocide, par une instance judiciaire ou politique habilitée, apporte une validation qui n'est pas seulement symbolique : elle autorise des rites publics, des lieux de mémoire, un cadre légal pour la commémoration, et elle confirme aux survivants que ce qu'ils savent avoir vécu est admis comme vrai par le monde extérieur. Cette reconnaissance ne suffit cependant pas à elle seule à liquider le deuil individuel ; elle en constitue une condition nécessaire, non suffisante.

Danieli (1998) a documenté la transmission transgénérationnelle de ce type de trauma : les enfants et petits-enfants de survivants héritent, sans l'avoir vécu eux-mêmes, d'un deuil non résolu qui s'exprime par des mécanismes indirects — silence familial, hypervigilance transmise, sentiment diffus de dette envers les morts. Un accompagnement attentif à ces familles doit savoir reconnaître cette charge chez la génération qui n'a rien connu directement des faits.

24.4.6 Les deuils des victimes de génocides non reconnus officiellement

Lorsque des faits comparables à ceux décrits en 24.4.5 n'ont pas obtenu la reconnaissance des instances internationales habilitées à la prononcer, les survivants perdent l'un des appuis les plus déterminants du travail de deuil collectif : la validation externe de ce qu'ils ont vécu. Doka (1989), déjà cité en 11.6.2 à propos du deuil privé de droits, offre ici un cadre directement transposable à l'échelle collective : une perte réelle, mais que la société environnante ne reconnaît pas comme légitimement endeuillable.

Les conséquences en sont documentées : isolement, sentiment que le monde ne croit pas ou ne se soucie pas de ce qui a été enduré, colère chronique, méfiance durable envers les institutions. Le deuil, faute de témoin extérieur qui en atteste la réalité, se complique presque systématiquement, au sens clinique du terme défini en 24.3.3.

Une part de l'énergie qui devrait aller au deuil se trouve absorbée par la nécessité de faire reconnaître les faits eux-mêmes, ce qui produit une fusion difficile entre le travail de mémoire militant et le travail de deuil personnel. Les deux poursuivent des logiques différentes — l'un s'adresse au monde, l'autre s'adresse à l'absence — et leur confusion prolongée épuise les personnes qui la portent sans que ni l'un ni l'autre n'atteigne son but.

24.4.7 Les deuils niés explicitement par les autorités politiques locales

La situation la plus grave n'est pas seulement celle d'une absence de reconnaissance, mais celle d'un déni actif, entretenu par les autorités qui exercent un pouvoir direct sur la vie quotidienne des survivants. Ce déni ne se limite pas à contester des chiffres ou des interprétations : il porte sur le fait même de la mort, sur son motif, parfois sur l'identité des victimes.

Les conséquences sur le deuil sont d'une gravité particulière. Les familles peuvent être contraintes au silence public, craindre des représailles si elles commémorent ouvertement, se réfugier dans des rites privés ou clandestins. Les trois règles énoncées en 24.1.2 pour parler aux enfants — nommer avec exactitude, dire ce qui est su, répondre à la question posée — deviennent, dans ce contexte, matériellement impossibles à appliquer : les adultes eux-mêmes ne peuvent pas toujours nommer ce qui s'est passé sans s'exposer.

Le préjudice moral s'ajoute alors au préjudice traumatique. Être empêché de dire la vérité par ceux-là mêmes dont la fonction serait de protéger constitue une blessure spécifique, proche de ce que la littérature clinique nomme la blessure morale — non pas seulement la peur, mais l'effondrement de la confiance dans un ordre social censé garantir un minimum de justice. Sur le plan spirituel et religieux, cette situation produit souvent une crise de sens redoublée : comment prier pour un mort que l'on n'a pas le droit de nommer, comment célébrer un office pour une cause que l'on doit taire ? Certaines communautés répondent par un déplacement du rite vers la sphère privée ou domestique, seule strate encore accessible.

Sur le plan social, ce déni produit une érosion durable du lien de confiance envers les institutions, qui peut se prolonger sur plusieurs générations, bien au-delà du contexte qui l'a initialement produit. Le rôle d'un accompagnant, dans ces circonstances, n'est ni de se substituer à un travail politique ou judiciaire qui ne relève pas de sa compétence, ni de pousser la personne à une prise de parole publique dont elle seule peut mesurer le risque. Il consiste à offrir un espace, aussi restreint soit-il, où le nom peut être prononcé, où le récit peut être tenu, en confiance, dans l'attente d'un temps où il pourra peut-être l'être plus largement.

24.4.8 Les deuils interdits pour des motifs politiques et financiers

Une dernière catégorie recouvre des situations où l'empêchement du deuil ne procède pas d'un déni des faits eux-mêmes, mais d'intérêts politiques ou financiers qui trouvent avantage à ce que le deuil ne s'accomplisse pas, ou pas de la manière que les familles souhaiteraient. Des corps peuvent être retenus comme moyen de pression dans un différend. Des indemnisations peuvent être conditionnées à un silence sur les circonstances du décès. Des enjeux fonciers ou patrimoniaux peuvent transformer la sépulture elle-même en objet de litige.

Dans toutes ces configurations, le mort cesse d'être exclusivement une personne à pleurer pour devenir, aussi, un enjeu dont d'autres tirent avantage. Les familles rapportent alors un sentiment spécifique, distinct de la colère ordinaire du deuil injuste : celui que la mémoire de leur proche est instrumentalisée, utilisée à des fins qui n'ont rien à voir avec lui.

Cette instrumentalisation constitue une forme de victimisation secondaire, ajoutée à la perte initiale. Elle corrompt l'espace même où le deuil devrait pouvoir se dire, en y introduisant des logiques de négociation, de calcul et de rapport de force qui sont étrangères à ce que le deuil demande — un temps, une vérité, une reconnaissance sans contrepartie. Un accompagnement digne de ce nom aide la famille à nommer cette instrumentalisation pour ce qu'elle est, sans jamais lui demander de renoncer à ses droits légitimes pour pouvoir, enfin, pleurer.

24.4.9 De l'empêchement à la liquidation : pourquoi le deuil bien vécu importe

Ce que ces situations ont en commun, au-delà de leurs différences, est l'empêchement : quelque chose — l'ampleur de la catastrophe, l'urgence de la guerre, l'absence de corps, le déni officiel, l'intérêt d'un tiers — fait obstacle à ce que le deuil suive son cours. Les conséquences de cet empêchement, quand il se prolonge, sont documentées et convergentes : sur le plan psychologique, une charge traumatique qui ne se résorbe pas et se transmet parfois aux générations suivantes ; sur le plan moral, l'expérience d'une injustice qui n'a jamais trouvé de réponse ; sur le plan spirituel et religieux, une difficulté durable à prier, à célébrer, à donner sens à une mort que l'on n'a pas pu nommer publiquement ; sur le plan social, un isolement et une méfiance envers les institutions qui peuvent marquer une communauté entière, bien au-delà des personnes directement touchées.

À l'inverse, ce que les mêmes travaux montrent, chaque fois qu'un espace de vérité, même modeste, même privé, même tardif de plusieurs décennies, a pu s'ouvrir, est la capacité du deuil à reprendre son cours dès que les conditions minimales lui sont rendues : un nom prononçable, un récit tenable, un témoin qui écoute sans juger, un rite même réduit à sa plus simple expression. Aucune de ces conditions ne requiert que la situation politique soit résolue ; toutes peuvent, dans une certaine mesure, être recréées à l'échelle d'une famille ou d'un petit groupe, en attendant qu'elles le soient à une échelle plus large.

L'accompagnant qui rencontre ces situations doit se garder de deux tentations opposées. La première consiste à se taire par prudence excessive, laissant le silence institutionnel se prolonger jusque dans l'espace du soin. La seconde consiste à pousser la personne vers une parole ou une action publique dont elle seule peut mesurer le coût. Entre les deux, la tâche propre à l'accompagnement — pastoral, psychologique, ou simplement humain — demeure celle que ce chapitre a désignée depuis son ouverture : recevoir le nom, tenir le récit, ne pas abandonner la personne au silence qu'on lui impose, et faire confiance à ce que même un deuil très longtemps empêché reste, tant qu'il est accompagné, un deuil qui peut un jour se liquider.

CHAPITRE 25 L'ACCOMPAGNEMENT INTERDISCIPLINAIRE ET LA SANTÉ DES ÉQUIPES

25.1 L'interdisciplinarité en action

25.1.1 L'articulation des rôles

Une équipe de soins palliatifs réunit des professions dont les cultures diffèrent profondément. Le médecin raisonne en hypothèses et en décisions ; le personnel infirmier en continuité et en surveillance ; les préposés en gestes et en proximité corporelle ; le psychologue en processus ; l'intervenant spirituel en sens ; le travailleur social en ressources ; les bénévoles en présence gratuite.

La différence entre pluridisciplinarité et interdisciplinarité tient à un point précis. Dans le premier cas, chacun intervient dans son couloir et transmet un compte rendu. Dans le second, les regards se croisent et produisent une lecture commune qu'aucun n'aurait formulée seul. Seule la seconde justifie le temps considérable consacré aux réunions.

Un indicateur permet d'évaluer le fonctionnement réel : lors de la dernière réunion, un membre d'une profession a-t-il modifié l'avis d'un membre d'une autre profession ? Si la réponse est non de façon répétée, il ne s'agit pas d'une réunion interdisciplinaire mais d'une juxtaposition de rapports.

25.1.2 La réunion interdisciplinaire comme outil et comme lieu de parole

La réunion remplit deux fonctions qu'il est utile de distinguer, faute de quoi la première dévore la seconde. La fonction décisionnelle organise les soins et arrête des conduites. La fonction élaborative permet d'exprimer ce que les situations produisent chez les intervenants.

Lorsque ces deux fonctions se tiennent dans la même heure, la logique décisionnelle l'emporte systématiquement, car elle est urgente et mesurable. Les équipes qui fonctionnent le mieux les séparent : un temps de synthèse clinique et un temps distinct, éventuellement animé par un tiers extérieur, consacré au vécu.

Quelques principes améliorent la qualité de ces réunions : un ordre du jour, une limite de durée, une prise de parole qui commence par les professions les moins hiérarchisées, et une trace écrite des décisions. Ce dernier point évite que la même question ne soit reprise chaque semaine.

25.1.3 Zones de friction : chevauchements et conflits de légitimité

Les frictions sont prévisibles et se concentrent sur des zones identifiables. Qui aborde le pronostic avec la famille, et selon quelle formulation. Qui reçoit une demande de mort et qu'en fait-il. Qui traite la détresse existentielle, le psychologue ou l'intervenant spirituel. Qui décide de l'intensité d'une sédation lorsque l'équipe n'est pas unanime.

Ces conflits sont en partie sains, car ils traduisent l'engagement de chacun. Ils deviennent destructeurs lorsqu'ils ne sont pas nommés et qu'ils se déplacent sur le terrain des personnes ou des patients, chaque professionnel recrutant des alliés.

La prévention passe par des règles explicites établies à froid : qui annonce quoi, qui transmet quoi, comment se traite un désaccord. Une équipe qui n'a jamais discuté ces règles les improvise dans l'urgence, au détriment du patient qui devient l'enjeu du conflit.

25.2 La souffrance des soignants et des accompagnants

25.2.1 Fatigue de compassion et érosion empathique

La fatigue de compassion, décrite par Figley (1995), désigne l'épuisement spécifique de ceux dont le travail consiste à recevoir la détresse d'autrui. Elle se distingue de l'épuisement professionnel classique par sa source : elle ne résulte pas de la charge de travail mais de l'exposition répétée à la souffrance.

Ses manifestations sont repérables : difficulté à ressentir quoi que ce soit devant des situations qui bouleversaient auparavant, irritabilité, évitement de certains patients, intrusions et rêves, cynisme professionnel. Ce dernier signe est fréquemment interprété comme de l'expérience alors qu'il constitue une alerte.

Kearney et ses collaborateurs (2009) ont montré que le facteur protecteur central n'est pas la mise à distance mais la conscience de soi : les praticiens qui repèrent leurs propres réactions et disposent d'un lieu pour les élaborer résistent mieux que ceux qui se blindent. Cette donnée rejoint la distinction établie en 19.1.2 entre résonance émotionnelle et compassion.

25.2.2 Épuisement professionnel et stratégies de préservation

L'épuisement professionnel associe classiquement trois dimensions : l'épuisement émotionnel, la dépersonnalisation — les patients devenant des cas ou des lits — et la perte du sentiment d'accomplissement. Ce troisième élément est particulièrement traître en soins palliatifs, où le critère habituel de réussite, la guérison, est structurellement indisponible.

Les facteurs de risque relèvent majoritairement de l'organisation et non des personnes : sous-effectif, absence d'autonomie décisionnelle, conflits éthiques répétés sans espace de résolution, absence de reconnaissance. Attribuer l'épuisement à une fragilité individuelle est un diagnostic commode et faux.

Les stratégies individuelles efficaces sont connues : rituels de fin de service marquant la séparation, activité physique, réseau de soutien hors du travail, supervision. Elles sont nécessaires et insuffisantes. Aucune n'immunise contre un service structurellement sous-doté, et les proposer seules, revient à faire porter aux individus la responsabilité d'un problème institutionnel.

25.3 Les dispositifs de régulation institutionnelle

25.3.1 Groupes Balint et espaces de parole

Les groupes inspirés du travail de Balint (1957) réunissent régulièrement des praticiens autour d'un cas apporté par l'un d'eux, non pour résoudre le problème clinique mais pour explorer ce que la relation avec ce patient produit chez le soignant.

Leur efficacité dépend de conditions strictes : régularité, stabilité du groupe, animation par une personne extérieure à la hiérarchie, confidentialité, et absence de tout usage évaluatif de ce qui s'y dit. Un groupe animé par le chef de service ne fonctionne pas.

Les espaces de parole plus informels — un temps de dix minutes après un décès difficile, un débriefing après une situation violente — produisent des effets comparables à moindre coût, à condition d'être institués et non laissés à l'initiative de chacun.

25.3.2 Analyse des pratiques et supervision éthique collective

L'analyse des pratiques porte sur le faire professionnel plutôt que sur le vécu : elle examine une situation, les décisions prises, les alternatives possibles, et en tire des enseignements transférables. Elle complète le dispositif précédent sans s'y substituer.

La supervision éthique collective traite spécifiquement des situations où l'équipe a éprouvé une tension morale. Le concept de détresse morale, développé par Jameton (1984), désigne précisément la souffrance de celui qui sait ce qu'il faudrait faire mais se trouve empêché de le faire par des contraintes institutionnelles. Elle constitue une cause majeure de départ des professions soignantes et elle demeure largement non traitée.

Un service qui institue ces trois dispositifs — élaboration du vécu, analyse des pratiques, supervision éthique — ne s'offre pas un luxe. Il applique la troisième hypothèse formulée en 0.4.3 : la qualité de l'accompagnement dépend davantage de la capacité de l'institution à soutenir la vulnérabilité de ses intervenants que de leur compétence individuelle.

> Si vous n'avez plus rien à ressentir devant une situation qui vous bouleversait avant, c'est un signal — pas de l'expérience. Le facteur protecteur n'est pas la distance mais la conscience de soi. Un espace de parole distinct de la réunion clinique n'est pas un luxe : c'est une condition de la qualité du soin.

CHAPITRE 26 VERS UNE CULTURE DE L'ACCOMPAGNEMENT AU XXIe SIÈCLE

26.1 Humaniser les structures et former les professionnels de demain

26.1.1 Intégrer l'éthique du soin dans la formation initiale

La formation initiale des professions de santé consacre une part infime de son volume à la fin de vie, alors que tout praticien y sera confronté. Les compétences requises — annoncer, écouter, décider en incertitude, soutenir une famille, tolérer l'impuissance — s'acquièrent par l'entraînement et non par des cours magistraux.

Les dispositifs qui fonctionnent sont documentés : simulation avec patients standardisés, analyse de situations filmées, compagnonnage auprès d'équipes spécialisées, retours d'expérience structurés. Leur point commun est de placer l'apprenant en situation plutôt que devant un exposé.

Une exigence institutionnelle conditionne le reste : ce qui n'est pas évalué n'est pas appris. Tant que les compétences relationnelles ne figurent pas dans l'évaluation des étudiants au même titre que les connaissances biomédicales, elles resteront perçues comme facultatives.

26.1.2 Former à la dimension spirituelle sans confessionnaliser le soin

La dimension spirituelle occupe dans les curriculums une place plus réduite encore, pour deux raisons distinctes : la crainte du prosélytisme dans des systèmes laïques, et l'absence de contenu enseignable clairement délimité.

Ces obstacles sont surmontables. Ce qui doit être enseigné à tout professionnel n'est pas une doctrine mais un ensemble de compétences : repérer une détresse spirituelle, poser une question ouverte sans embarras, connaître les repères pratiques des principales traditions, savoir à qui adresser, et savoir ce qu'il ne faut jamais faire — corriger une croyance, prêcher, promettre.

La formation spécialisée des intervenants en soins spirituels relève quant à elle d'un autre niveau et suppose une qualification propre, une supervision et une inscription dans l'équipe. Cette professionnalisation, avancée dans plusieurs pays, demeure inégale en francophonie.

26.2 Politiques publiques, plaidoyer et intégration communautaire

26.2.1 Financer et déployer : les arbitrages politiques

L'accès aux soins palliatifs relève de décisions budgétaires et non de bonnes intentions. Trois arbitrages structurent le champ : la répartition entre unités spécialisées et équipes mobiles, l'extension aux pathologies non oncologiques, et le soutien financier au maintien à domicile, qui suppose de rémunérer ou de compenser le travail des proches aidants.

Un argument économique existe et il mérite d'être utilisé sans en faire l'argument principal : l'intégration précoce des soins palliatifs réduit les hospitalisations non désirées et les traitements sans bénéfice. Elle est donc rarement plus coûteuse que ce qu'elle remplace.

Il faut cependant se garder de fonder le plaidoyer sur l'économie seule. Un dispositif justifié par son coût sera supprimé le jour où un calcul moins favorable apparaîtra. La justification première demeure ce que la société doit à ses membres au moment où ils cessent d'être productifs.

26.2.2 Les communautés compatissantes : rendre le mourir à la cité

Kellehear (2005) a proposé de traiter la fin de vie comme une question de santé publique et non seulement de soins spécialisés. Le mouvement des communautés compatissantes vise à développer, dans les écoles, les entreprises, les paroisses et les quartiers, la capacité ordinaire d'accompagner un mourant et un endeuillé.

Le constat qui le fonde est arithmétique. Une personne en fin de vie passe une part minime de son temps avec des professionnels, et l'essentiel avec des voisins, des collègues, une famille, une communauté. Améliorer la qualité du mourir suppose donc d'agir sur cette part-là, que le système de santé ne touche pas.

La commission du Lancet (Sallnow et al., 2022) a repris cette thèse en soutenant que la mort a été excessivement transférée aux systèmes de santé au détriment des réseaux de proximité, et en appelant à un rééquilibrage.

Les communautés issues de l'immigration constituent ici une ressource sous-estimée. Les associations de solidarité funéraire décrites au chapitre 15 accomplissent déjà, sans financement ni reconnaissance, ce que ce mouvement cherche à instituer. Les institutions gagneraient à s'appuyer sur ces structures existantes plutôt qu'à en créer de parallèles.

26.2.3 Éduquer à la finitude dès l'école

La proposition d'une éducation à la mort suscite une résistance immédiate, alors qu'elle ne fait que restituer une transmission qui existait et que la modernité a interrompue. Il ne s'agit pas d'exposer des enfants à des contenus morbides, mais de leur donner un vocabulaire et des conduites : que dire à un camarade dont le parent est mort, comment se comporter à des funérailles, qu'est-ce qu'un deuil.

Des expériences existent dans plusieurs pays, souvent portées par des associations et intégrées aux programmes d'éducation à la santé. Leur évaluation reste limitée, mais aucune n'a rapporté les effets délétères que la résistance initiale redoutait.

L'enjeu dépasse la pédagogie. Une société dont les membres ne savent pas quoi dire à un endeuillé produit l'isolement décrit au chapitre 14, et cet isolement constitue un facteur de risque de deuil compliqué. L'ignorance collective a donc un coût sanitaire mesurable.

VIGNETTE 12 — La mémoire comme obligation collective. *Œuvre de référence : Igisobanuro cy'urupfu (La signification de la mort) et œuvres de mémoire collective.*

Idée maîtresse, en paraphrase : les vivants doivent quelque chose à leurs morts, et cette dette s'acquitte en public.

Une œuvre de commémoration accomplit ce qu'aucune politique publique ne sait produire : elle rend la mémoire des morts obligatoire sans la rendre contraignante. Personne n'est forcé de chanter, et pourtant l'assemblée qui chante institue collectivement une dette et l'acquitte au même moment.

C'est exactement l'objet du mouvement décrit en 26.2.2. Rendre le mourir à la cité ne consiste pas à créer des dispositifs supplémentaires, mais à reconnaître et soutenir les pratiques par lesquelles des communautés accompagnent déjà leurs mourants et pleurent déjà leurs morts. Le répertoire funèbre d'une diaspora est l'une de ces pratiques, et elle fonctionne sans budget.

Il faut en tirer une conclusion qui vaut pour l'ensemble de cet ouvrage. La compétence dont nous avons besoin n'est pas seulement à construire ; elle est en partie à retrouver, et elle se conserve dans des lieux que les institutions de santé regardent peu. Un chœur de veillée en sait davantage sur l'accompagnement du deuil que bien des programmes de formation, et il ne coûte rien d'aller le lui demander.

CONCLUSION GÉNÉRALE. NAÎTRE, VIVRE, AIMER, TRANSMETTRE ET MOURIR

Le paradoxe d'une existence appelée à la plénitude

C.1 Synthèse transdisciplinaire : ce que les cinq regards permettent de comprendre

Cet ouvrage est parti d'une scène banale — un ascenseur d'hôpital reliant l'étage où l'on naît à celui où l'on meurt — et d'une question que cette banalité rendait plus troublante : pourquoi avons-nous construit des institutions, des vocabulaires et des compétences entièrement séparés pour les deux seuils d'une même existence ?

La revue conceptuelle a montré que cette séparation est récente et qu'elle procède d'une même opération culturelle appliquée deux fois : médicalisation, technicisation, effacement du rite. La naissance et la mort ont l'une et l'autre perdu leur phase de marge, ce temps intermédiaire où l'on n'est plus tout à fait ici et pas encore là. Le mouvement palliatif est, à l'autre extrémité, l'exact analogue des mouvements de réhumanisation de la naissance.

La réflexion philosophique a établi que le paradoxe ne se résout pas et qu'il n'a pas à l'être. Naître pour mourir devrait ruiner tout projet humain ; c'est l'inverse qui se produit, parce que la finitude donne à l'existence son urgence et donc son intensité. La question devant laquelle se trouve le mourant n'est pas un problème que quelqu'un pourrait résoudre de l'extérieur, mais un mystère dans lequel celui qui l'accompagne est lui-même impliqué.

L'analyse psychologique et sociale a montré que mourir n'est pas un événement mais une série ordonnée de renoncements — le corps, l'autonomie, les rôles, les biens, l'avenir, les liens — dont chacun a son prix et son moment. Elle a montré aussi que ce processus se déroule dans un système familial et social qui le facilite ou l'entrave, et que la société contemporaine, sans le vouloir, l'entrave souvent.

L'exploration théologique et spirituelle a fourni ce que les autres regards ne pouvaient pas donner : un horizon, et surtout un critère. Une espérance qui dispense de pleurer trahit ce qu'elle prétend annoncer. Une tradition qui explique le mal manque ce que ses propres textes fondateurs enseignent. Job a raison contre ses amis, et Gethsémani autorise l'angoisse.

La partie pratique, enfin, a ramené tout cela au chevet, où se juge la valeur de ce qui précède. Elle a montré que le soulagement de la douleur, la qualité d'une annonce, l'autorisation de chanter dans une chambre et le fait de dire à une famille combien de temps elle peut rester auprès du corps ne relèvent pas de registres différents : ce sont les formes concrètes que prend, ou non, la reconnaissance d'une personne.

C.2 Réponses aux questions de recherche et évaluation des hypothèses

La question principale demandait en quoi la reconnaissance explicite du paradoxe existentiel transforme les conditions concrètes de l'accompagnement. La réponse qui se dégage tient en une proposition : elle déplace l'objectif. Là où une logique curative résiduelle cherche encore à corriger ce qui arrive, la reconnaissance du paradoxe conduit à chercher ce qui peut être vécu, dit et transmis dans le temps qui reste. Ce déplacement n'est pas une résignation ; il ouvre un champ d'action considérable que l'obstination ferme.

La première hypothèse soutenait que la souffrance de fin de vie comporte une dimension existentielle irréductible, persistant même lorsque douleur et détresse psychique sont traitées. Les données réunies la soutiennent : le concept de douleur totale, la distinction de Cassell entre douleur et souffrance, les travaux sur la démoralisation et sur le désespoir comme prédicteur du désir de mort convergent. Elle est retenue.

La deuxième hypothèse soutenait que le patient traverse une série ordonnée de deuils partiels plutôt qu'un deuil unique. La description clinique du chapitre 11 et le cas commenté qui la conclut la soutiennent également, avec une réserve : la séquence est moins rigide que l'hypothèse ne le supposait, et le modèle d'oscillation rend mieux compte des allers-retours observés qu'une progression linéaire. Elle est retenue sous cette réserve.

La troisième hypothèse soutenait que la qualité de l'accompagnement dépend davantage de la capacité institutionnelle à soutenir la vulnérabilité des intervenants que de leur compétence individuelle. Elle est la plus difficile à établir avec les moyens de cet ouvrage, et les travaux sur la détresse morale et sur la fatigue de compassion la rendent plausible sans la démontrer. Elle est maintenue à titre d'hypothèse de travail et appelle des recherches spécifiques.

Les quatre questions secondaires reçoivent des réponses inégalement assurées. Celle qui portait sur les renoncements successifs a été traitée en détail. Celle qui portait sur les ressources des traditions a été traitée en largeur plutôt qu'en profondeur. Celle qui portait sur les conditions d'un accompagnement spirituel non prosélyte a reçu une réponse praticable : ne rien proposer qui n'ait été demandé, ne rien refuser qui soit demandé. Celle qui portait sur le soutien des équipes reste la moins avancée.

C.3 Limites épistémologiques de l'étude

Quatre limites doivent être énoncées sans atténuation. La première tient à la méthode : le matériau clinique provient d'une observation participante de praticien, sans protocole de recherche ni dispositif de contrôle des biais de l'observateur. Sa richesse est celle d'un accès direct ; sa faiblesse est l'absence de vérification externe.

La deuxième tient à la position de l'auteur. Écrire depuis une tradition confessionnelle donne accès à des questions que d'autres ne posent pas et rend probablement aveugle à d'autres. Le lecteur jugera où cet aveuglement s'est exercé ; il serait présomptueux de prétendre l'avoir entièrement identifié soi-même.

La troisième tient au champ : cet ouvrage porte sur la fin de vie adulte, en contexte occidental urbain et pluraliste, avec une attention particulière aux communautés issues de l'immigration africaine. Il ne prétend à aucune universalité, et la transposition de ses conclusions à d'autres contextes exigerait un travail distinct.

La quatrième tient aux données. Les chiffres, les cadres législatifs et l'état de la recherche évoluent rapidement. Ce livre est daté, au sens propre, et le lecteur professionnel doit vérifier avant d'appliquer.

C.4 Recommandations

Aux équipes cliniques, quatre recommandations se dégagent : instituer des moments de réévaluation globale indépendants des crises ; systématiser la question du sens, fût-ce sous la forme unique consistant à demander à quelqu'un s'il est en paix ; repérer les proches à risque de deuil compliqué avant le décès plutôt qu'après ; et traiter le temps passé auprès du corps comme un soin et non comme une tolérance.

Aux intervenants pastoraux et spirituels : accompagner sans devancer, s'interdire de consoler avant que la plainte ait été entendue, ne jamais situer un défunt, et documenter sa présence sans consigner de confidences.

Aux institutions : instituer les dispositifs de régulation décrits au chapitre 25 comme des composantes de la qualité clinique et non comme des agréments ; former à la dimension spirituelle sans la confessionnaliser ; et évaluer les compétences relationnelles au même titre que les connaissances biomédicales, faute de quoi elles demeureront facultatives.

Aux décideurs publics : corriger les inégalités d'accès selon la région, le diagnostic et le statut social ; soutenir les proches aidants, dont le travail invisible constitue l'essentiel du soin réel ; et reconnaître les réseaux communautaires existants, notamment les associations de solidarité funéraire des diasporas, plutôt que de créer des dispositifs parallèles.

C.5 Perspectives de recherche

Quatre chantiers apparaissent prioritaires. L'évaluation rigoureuse des interventions spirituelles, dont le déficit méthodologique a été signalé au chapitre 5 et confirmé tout au long de l'ouvrage. L'étude des trajectoires de fin de vie non oncologiques, dont les outils d'anticipation demeurent inadaptés. La recherche sur les populations absentes des cohortes : personnes très âgées, non francophones, isolées, en situation de précarité. Et l'étude des pratiques communautaires d'accompagnement, notamment en diaspora, qui fonctionnent sans financement et dont les institutions ignorent presque tout.

C.6 Mot final : de la fatalité subie à l'existence consentie

Il reste à dire ce que cet ouvrage n'a pas démontré et qu'il tient pourtant pour vrai. Personne ne choisit de naître, personne ne choisit de mourir, et cette double contingence pourrait suffire à faire de l'existence humaine une fatalité. Elle ne le fait pas, et la raison en est modeste : entre les deux seuils, il se passe quelque chose que ni l'un ni l'autre n'annule.

Ce quelque chose porte plusieurs noms selon le regard adopté. Les philosophes parlent d'œuvre, de trace, de générativité. Les psychologues parlent de sens et d'identité narrative. Les théologiens parlent d'alliance et de communion. Les cosmologies africaines parlent d'un nom que l'on continue de prononcer. Les musiciens, eux, ne le nomment pas : ils le chantent.

Ce que les personnes accompagnées enseignent, et c'est par elles qu'il faut finir, est plus simple que tout cela. Elles ne demandent presque jamais qu'on leur explique pourquoi. Elles demandent qu'on reste, qu'on les appelle par leur nom, qu'on ne parte pas trop vite, et qu'une fois qu'elles seront mortes quelqu'un se souvienne qu'elles ont existé. C'est peu, et c'est exactement ce que nos institutions ont le plus de mal à garantir.

Naître, vivre, aimer, transmettre et mourir : la série n'a pas de terme heureux, et elle n'est pas pour autant absurde. Il suffit qu'à la dernière ligne quelqu'un ait été là.

ANNEXE A. GLOSSAIRE

A.1 Termes cliniques

Anorexie terminale. Perte d'appétit et refus de nourriture caractéristiques de la phase ultime. Elle n'est pas la cause du déclin mais sa manifestation, ce qui contredit l'intuition familiale spontanée. Distincte de l'anorexie mentale et des dénutritions traitables. Ch. 21.

Blessure morale. Effondrement de la confiance dans un ordre social censé garantir un minimum de justice, distinct de la peur ordinaire. Se rencontre notamment lorsque la vérité sur une mort est empêchée par ceux-là mêmes dont la fonction serait de protéger. Ch. 24.

Délirium. Trouble aigu et fluctuant de l'attention et de la conscience, avec désorganisation de la pensée. Sa forme hypoactive, majoritaire en fin de vie, est fréquemment confondue avec une dépression. À distinguer des visions de fin de vie, cohérentes et apaisantes. Ch. 21.

Démoralisation. Syndrome caractérisé par la perte de sens, l'impuissance et le sentiment d'échec personnel, sans anhédonie. Répond aux interventions centrées sur le sens plutôt qu'aux antidépresseurs. À distinguer de la dépression caractérisée. Ch. 10.

Détresse existentielle. Souffrance liée à la perte de sens, à la conscience de la finitude et à la remise en cause de la valeur de la vie vécue. Ne se réduit ni à la douleur physique ni à la détresse psychique. Ch. 4, 10, 18.

Détresse morale. Souffrance du soignant qui sait ce qu'il faudrait faire mais se trouve empêché de le faire par des contraintes institutionnelles. Cause majeure de départ des professions soignantes. Ch. 25.

Deuil interdit. Deuil qu'un contexte social, politique ou financier empêche de s'accomplir normalement, par déni des faits, absence de reconnaissance ou instrumentalisation du mort. Se distingue du deuil compliqué par l'origine externe de l'empêchement. Ch. 24.

Douleur nociceptive. Douleur résultant de la stimulation de récepteurs par un processus lésionnel. Répond généralement aux antalgiques classiques. Ch. 4, 21.

Douleur neuropathique. Douleur résultant d'une atteinte du système somatosensoriel lui-même, ressentie comme brûlure, décharge ou fourmillement. Requiert des co-analgésiques spécifiques et non une simple augmentation des opioïdes. Ch. 4, 21.

Douleur totale (total pain). Concept forgé par Cicely Saunders. Souffrance à quatre composantes indissociables — physique, psychologique, sociale et spirituelle — dont aucune ne peut être traitée durablement en ignorant les autres. Socle théorique des soins palliatifs. Ch. 3, 4.

Dyspnée. Sensation subjective de difficulté respiratoire, faiblement corrélée à l'oxygénation mesurée. Comporte une composante émotionnelle majeure. Traitement combiné : opioïdes, anxiolytiques et mesures non pharmacologiques. Ch. 21.

Épuisement professionnel. Syndrome à trois dimensions : épuisement émotionnel, dépersonnalisation, perte du sentiment d'accomplissement. Facteurs de risque majoritairement organisationnels et non individuels. Ch. 25.

Équianalgésie. Table de conversion des doses entre opioïdes ou entre voies d'administration, permettant de maintenir un effet antalgique équivalent lors d'un changement de traitement. Source d'erreurs graves si mal maniée. Ch. 21.

Fatigue de compassion. Épuisement spécifique de ceux dont le travail consiste à recevoir la détresse d'autrui. Se distingue de l'épuisement classique par sa source : exposition répétée à la souffrance et non simple charge de travail. Ch. 25.

Hétéro-évaluation. Évaluation d'un symptôme, notamment la douleur, par observation comportementale, chez un patient qui ne peut plus se déclarer. Instruments francophones : Doloplus-2, ECPA. Ch. 21.

Perte ambiguë. Situation où l'incertitude entourant la réalité ou les circonstances d'une mort empêche la confirmation concrète nécessaire à l'amorce du deuil (Boss). Fréquente en contexte de catastrophe ou de conflit armé. Ch. 24.

Râle terminal. Bruit respiratoire produit par l'accumulation de sécrétions chez un patient qui ne déglutit plus. Habituellement non pénible pour le patient inconscient ; extrêmement pénible pour l'entourage, qu'il faut informer. Ch. 21.

Sédation palliative proportionnée. Réduction de la vigilance dosée au niveau minimal permettant le soulagement d'un symptôme réfractaire, éventuellement intermittente ou temporaire. Ch. 22.

Sédation profonde et continue jusqu'au décès (SPCD). Abolition définitive de la conscience jusqu'à la mort naturelle, réservée aux situations où le pronostic est de quelques jours et le symptôme intolérable. Distincte de l'euthanasie par l'intention, le moyen et le résultat. Ch. 22.

Souffrance. Menace pesant sur l'intégrité de la personne, distincte de la douleur qui affecte un corps (Cassell). On peut souffrir sans avoir mal et avoir mal sans souffrir. Ch. 4.

Surcharge de deuil. Accumulation de pertes plus rapide que le psychisme ne peut les traiter une à une (Kastenbaum), chaque nouvelle mort interrompant le travail commencé sur la précédente. Fréquente en temps de guerre ou de catastrophe. Ch. 24.

Symptôme réfractaire. Symptôme résistant à tout traitement adapté dans un délai acceptable, condition d'indication d'une sédation palliative. L'établissement du caractère réfractaire doit être collégial. Ch. 22.

Titration. Ajustement progressif d'une dose sur la réponse observée, principe de maniement des opioïdes. S'oppose à l'administration d'une dose fixe non réévaluée. Ch. 21.

Trajectoire de déclin. Profil temporel de l'évolution fonctionnelle avant le décès. Trois grands profils décrits par Murray et coll. : cancer, défaillance d'organe, fragilité et démence. Interdit tout protocole unique d'anticipation. Ch. 3, 5.

Victimisation secondaire. Préjudice ajouté à la perte initiale lorsque la mémoire d'un défunt est instrumentalisée à des fins étrangères au deuil de ses proches. Ch. 24.

A.2 Termes juridiques

Aide médicale à mourir. Au Canada et au Québec, dispositif légal permettant, à la demande d'une personne apte remplissant certains critères, l'administration ou l'auto-administration d'une substance provoquant le décès. Ch. 22.

Aptitude. Capacité de comprendre l'information pertinente et d'en apprécier les conséquences pour soi-même. Évaluée au moment de la décision et non une fois pour toutes ; peut fluctuer chez le même patient. Ch. 20.

Consentement libre et éclairé. Accord donné par une personne apte, informée de manière suffisante et non contrainte. Se double d'un droit de refus, y compris de traitements vitaux. Ch. 20.

Directives médicales anticipées. Volontés consignées à l'avance par une personne apte, portant sur des soins pour le cas où elle deviendrait inapte. Valeur juridique variable selon la juridiction ; au Québec, contraignantes dans leur champ d'application. Ch. 20.

Limitation et arrêt des traitements (LAT). Décision de ne pas instaurer ou d'interrompre un traitement devenu disproportionné. Cesser d'entraver une évolution naturelle ; ne pas provoquer la mort. Requiert une procédure collégiale documentée. Ch. 20, 22.

Mandat de protection. Document par lequel une personne apte désigne à l'avance un mandataire pour la représenter en cas d'inaptitude, et éventuellement précise ses volontés. Terminologie québécoise. Ch. 20.

Objection de conscience. Droit reconnu à un professionnel de ne pas participer personnellement à un acte contraire à ses convictions, assorti de l'obligation de ne pas faire obstacle et d'assurer la continuité de la prise en charge. Ch. 22.

Obstination déraisonnable. Poursuite de traitements devenus disproportionnés au regard du bénéfice escompté. Terminologie préférée à celle d'acharnement, connotée. Distincte des soins de confort qui doivent être maintenus. Ch. 4, 22.

Personne de confiance. Personne désignée par un patient pour parler en son nom lorsqu'il ne peut plus s'exprimer. Rapporte les volontés de la personne représentée, non les siennes propres. Ch. 20.

Procédure collégiale. Démarche de décision associant plusieurs professionnels et, autant que possible, la personne ou son mandataire, requise notamment pour toute limitation ou arrêt de traitement chez une personne inapte. Ch. 20.

Refus de soins. Droit d'une personne apte de refuser tout traitement, y compris vital. Distinct du suicide et de l'euthanasie ; découle du principe d'inviolabilité de la personne. Ch. 22.

A.3 Termes philosophiques

Absurde. Chez Camus, écart irréductible entre l'exigence humaine de sens et le silence du monde. À maintenir ouvert plutôt qu'à supprimer par le suicide ou le saut consolant. Ch. 8.

Autonomie relationnelle. Théorie selon laquelle l'autonomie n'est pas une propriété individuelle mais une capacité socialement soutenue, supposant relations, information accessible et absence de pression. Correction de l'autonomie principielle en contexte de vulnérabilité. Ch. 8, 20.

Care. Éthique et pratique du soin compris comme constitutives de la vie sociale, non comme activité marginale. Développées par Gilligan, Tronto, et en francophonie par Paperman, Laugier et Worms. Ch. 6.

Chronos. Temps mesurable et homogène de l'horloge et du calendrier, opposé à Kairos. Ch. 6.

Contingence. Caractère de ce qui n'était pas nécessaire et aurait pu ne pas être. S'applique éminemment à l'existence humaine, que personne n'a voulue en venant au monde. Ch. 6.

Être-pour-la-mort. Chez Heidegger, structure de l'existence humaine anticipant sa propre fin comme possibilité la plus propre. L'existence authentique consiste à devancer sa mort au lieu de la diluer dans le fait statistique. Ch. 7.

Facticité. Ensemble des données non choisies dans lesquelles une existence est jetée : époque, langue, corps, famille. Précède toute liberté et la conditionne. Ch. 6.

Finitude. Caractère limité de l'existence humaine, dans le temps et dans les possibilités. Non pathologie à corriger mais structure à assumer. Ch. 6, 7.

Générativité. Chez Erikson, tâche psychosociale de l'âge adulte : se soucier de ce qui suivra par la transmission, l'éducation, l'œuvre. Ressource majeure en fin de vie. Ch. 8.

Identité narrative. Chez Ricœur, mode selon lequel une personne se constitue en se racontant. Fondement des interventions cliniques de bilan de vie et de la thérapie de la dignité. Ch. 8.

Kairos. Moment favorable, dense et qualifié, opposé à Chronos. Temps du sens et de l'occasion, non de la mesure. Fréquent en fin de vie. Ch. 6.

Résilience. Capacité de se reconstruire après un traumatisme sans absence de souffrance ni retour à l'état antérieur. N'est pas une qualité morale ; son absence n'est pas un échec. Ch. 4.

Vulnérabilité ontologique. Fragilité comme structure et non comme accident de la condition humaine. Fondement de l'éthique du soin ; s'oppose à l'anthropologie de l'adulte autosuffisant. Ch. 6.

A.4 Termes théologiques et spirituels

Ancêtres et communauté invisible. Dans les cosmologies africaines, les défunts encore nommés demeurent membres actifs du lignage. La mort véritable n'intervient que lorsque plus personne ne se souvient du nom (Mbiti). Ch. 15.

Communion des saints. Doctrine selon laquelle la communauté des croyants n'est pas interrompue par la mort et que les liens de solidarité continuent d'opérer. Fonde la prière pour les défunts et le recours aux disparus. Ch. 17.

Détresse spirituelle. Souffrance liée aux quatre demandes récurrentes de sens, de pardon de soi, de réconciliation et d'achèvement. Se rencontre indépendamment de toute appartenance religieuse. Ch. 18.

Eschatologie. Discours théologique sur les réalités dernières : mort, jugement, paradis, purgatoire. Ne se réduit ni à une chronologie ni à une géographie de l'au-delà. Ch. 17.

Éternité et sempiternité. L'éternité désigne la possession simultanée et complète d'une vie sans limites (Boèce), la sempiternité une durée sans fin. Confondre les deux transforme l'espérance en salle d'attente. Ch. 9, 17.

Immortalité de l'âme. Doctrine d'origine grecque affirmant la survie naturelle de l'âme séparée du corps. Coexiste dans la tradition chrétienne avec la résurrection, sans lui être identique. Ch. 9, 17.

Moyens ordinaires et extraordinaires. Distinction morale classique entre les traitements proportionnés que l'on est tenu d'accepter et les moyens disproportionnés dont le refus ne constitue pas un suicide. Antécédent théologique de la notion d'obstination déraisonnable. Ch. 4, 22.

Purgatoire. Processus de purification permettant à une personne de soutenir la rencontre définitive avec Dieu. Non un lieu de peine ajoutée mais une opération de l'amour. Ch. 17.

Résurrection. Acte divin portant sur la personne entière, corps et âme, distinct d'une réanimation ou d'une survie de l'âme seule. Transformation et non simple continuation. Ch. 9, 16, 17.

Sacrement des malades. Rite catholique conférant force spirituelle au malade grave. N'est pas réservé à l'agonie et peut être reçu plusieurs fois. Ch. 23.

Spiritualité. Dimension par laquelle une personne cherche du sens, se situe par rapport à ce qui la dépasse et articule son expérience à des valeurs. Ne présuppose pas de croyance religieuse. Ch. 18.

Viatique. Communion donnée au chrétien pour le passage. Le nom même dit la fonction : provision pour la route. Ch. 23.

ANNEXE B. OUTILS CLINIQUES DE TERRAIN

Cette annexe présente les instruments cités dans l'ouvrage, avec leur usage, leur mode d'administration et leurs limites. Les grilles elles-mêmes ne sont pas reproduites : plusieurs sont protégées et doivent être obtenues auprès de leurs auteurs ou des sociétés savantes qui les diffusent. Les références précises figurent dans les bibliographies des parties correspondantes.

B.1 Évaluation de la douleur chez le patient communicant

Échelle visuelle analogique (EVA). Ligne horizontale de dix centimètres dont les extrémités portent absence de douleur et douleur maximale imaginable. Le patient marque sa position. Simple, sensible aux variations, mais requiert une capacité visuo-motrice préservée.

Échelle numérique (EN, 0 à 10). Le patient attribue un chiffre à l'intensité de sa douleur. Praticabilité maximale, y compris par téléphone. Le même instrument doit être conservé au fil du suivi pour rendre les mesures comparables.

Échelle verbale simple (EVS). Le patient choisit parmi cinq qualificatifs, d'absente à extrêmement intense. Adaptée aux personnes âgées peu à l'aise avec les chiffres. Moins fine que l'EN mais souvent mieux comprise.

Erreur la plus fréquente : s'en tenir à un chiffre. Une évaluation utile précise la localisation, le type de douleur — brûlure, décharge, étau, fourmillement, ce qui oriente vers une composante neuropathique —, le rythme, les facteurs déclenchants et le retentissement fonctionnel. Un patient qui cote sa douleur à quatre mais ne peut plus dormir est insuffisamment soulagé.

B.2 Hétéro-évaluation chez le patient non communicant

Doloplus-2 (Wary et coll.). Échelle française d'hétéro-évaluation en dix items regroupés en trois volets — retentissements somatique, psychomoteur et psychosocial. Conçue pour la personne âgée non communicante. Nécessite une formation minimale et un suivi longitudinal pour être fiable.

ECPA. Échelle Comportementale pour Personnes Âgées, orientée vers les moments de soin. Complémentaire de Doloplus-2, qu'elle ne remplace pas.

Principe de sécurité : chez un patient non communicant présentant une pathologie douloureuse connue, en cas d'incertitude, on traite. Un test thérapeutique dont l'effet est ensuite évalué vaut mieux qu'une abstention fondée sur l'absence de plainte, laquelle peut simplement traduire l'incapacité de se plaindre.

B.3 Évaluation multi-symptômes

ESAS (Edmonton Symptom Assessment System). Développée par Bruera et coll. (1991). Neuf symptômes autoévalués sur des échelles numériques : douleur, fatigue, nausée, dépression, anxiété, somnolence, appétit, bien-être, essoufflement. Suivi longitudinal simple, utilisable au quotidien.

B.4 Anamnèse spirituelle

FICA (Puchalski et Romer, 2000). Quatre axes : Foi et croyance, Importance dans la vie, Communauté d'appartenance, Attentes vis-à-vis de l'équipe soignante. Structure la conversation sans l'imposer.

HOPE. Sources d'espoir, pratiques religieuses organisées, spiritualité personnelle, effets sur les décisions médicales et les soins de fin de vie. Alternative à FICA.

Question unique de Steinhauser. Demander à la personne si elle est en paix. Sensibilité de dépistage comparable aux instruments plus longs, avec le mérite d'ouvrir la conversation au lieu de la cadrer. Utilisable par n'importe quel membre de l'équipe.

B.5 Évaluation du proche aidant

Échelle de Zarit (Zarit, Reever et Bach-Peterson, 1980). Vingt-deux items explorant la charge subjective. Existe en version courte à sept items. Utilisée en gériatrie et en psychiatrie ; sous-utilisée en soins palliatifs adultes alors que rien ne s'y oppose.

B.6 Repérage des trajectoires

Question surprise. Seriez-vous surpris que ce patient décède dans les douze prochains mois ? Une réponse négative doit déclencher une planification anticipée. Outil de repérage précoce des besoins palliatifs, transversal aux pathologies.

ANNEXE C. PROTOCOLES D'ACCOMPAGNEMENT DE CRISE

> *Aides-mémoire destinés aux équipes, à adapter aux protocoles en vigueur dans chaque établissement. Ils ne se substituent à aucune procédure institutionnelle et ne comportent aucune posologie.*

C.1 Annonce d'une aggravation ou d'une mauvaise nouvelle

Préparation. Vérifier les informations disponibles. Prévoir un lieu fermé, sans passage, sans téléphone. Prévoir du temps sans autre engagement dans la demi-heure qui suit. Vérifier qui le patient souhaite avoir à ses côtés.

Conduite. Se présenter et se rasseoir à hauteur du patient. Vérifier ce que la personne sait déjà et ce qu'elle veut savoir. Annoncer sans préambule prolongé, en une phrase brève. Se taire ensuite. Attendre la reprise de parole.

Suite. Répondre aux questions posées et non à celles imaginées. Conclure par ce qui sera fait — soulagement, présence, prochain rendez-vous — et non par ce qui ne le sera plus. Proposer un second entretien à brève échéance, car la première annonce n'est pratiquement jamais entendue en totalité.

Écueils fréquents. Trop d'information. Optimisme faux. Retrait précipité. Passage à un autre patient sans transition.

C.2 Demande de mort

Accueil. Ne pas réagir, ne pas dissuader, ne pas encourager. Reconnaître que la demande a été entendue.

Exploration. Que représente cette demande maintenant ? Depuis quand y pensez-vous ? Qu'est-ce qui serait le plus difficile à supporter dans ce qui va arriver ? Rechercher systématiquement : douleur non contrôlée, dépression, épuisement, sentiment d'être un fardeau, perte de sens, pression familiale ou financière.

Transmission. À l'équipe, avec l'accord du patient sur ce qui est partagé. Documenter au dossier.

Engagement. Assurer explicitement le patient qu'il ne sera pas abandonné quelle que soit sa décision et que la prise en charge du confort sera intensifiée.

Suite. Un second entretien à distance permet de distinguer une demande stable d'une expression transitoire. Beaucoup de demandes cèdent lorsque la douleur, la dépression ou l'isolement sont traités.

C.3 Conflit familial aigu

Interdits. Ne rien traiter dans le couloir. Ne rien traiter dans la chambre du patient devant lui ou porte entrouverte. Ne pas prendre parti.

Séquence. Recevoir chacun séparément. Identifier la crainte derrière la position affichée. Réunir avec un objectif unique et limité. Faire énoncer les faits médicaux par un tiers non impliqué. Acter par écrit une décision explicitement révisable.

Règles de conduite. Donner la parole en commençant par le membre le plus périphérique. Nommer les émotions plutôt que les qualifier. Ne pas rechercher la réconciliation. L'objectif est que les personnes coexistent au chevet jusqu'au décès.

En cas d'échec. Protéger le patient. Horaires de visite séparés, interlocuteur unique pour l'information médicale, si nécessaire limitation motivée par écrit et fondée sur la volonté du patient.

C.4 Détresse spirituelle

Repérage. Retrait, insomnie sans cause somatique, agitation résistante aux traitements, répétition d'un même épisode biographique, demande de mort chez un patient soulagé, refus d'aide de la part d'un croyant pratiquant.

Ouverture. Une question ouverte. Comment traversez-vous ce qui vous arrive ? Ou la question de Steinhauser : êtes-vous en paix ?

Identification. Laquelle des quatre demandes est en jeu ? Sens, pardon de soi, réconciliation avec autrui, achèvement des affaires ?

Adressage. Selon l'appartenance déclarée et selon la nature de la demande. Ne rien proposer qui n'ait été demandé, ne rien refuser qui soit demandé.

C.5 Agonie et décès

Anticipation. Prévenir les proches de ce qui va se produire, en nommant explicitement les modifications respiratoires, le râle terminal, la baisse de vigilance. Rappeler que ces phénomènes ne sont pas pénibles pour le patient inconscient.

Environnement. Réduire les stimulations. Autoriser le toucher, la parole, le chant. Ouvrir la chambre à ceux que le patient souhaitait voir.

Après le décès. Constater. Nommer le défunt. Indiquer généreusement le temps dont dispose la famille. Poser la question des rites — toilette, présence d'un officiant, orientation du corps, délai d'inhumation — plutôt que la découvrir dans un conflit.

Suivi. Une lettre ou un appel à quelques semaines. Repérage des proches à risque de deuil compliqué, orientation le cas échéant.

ANNEXE D. TEXTES, PRIÈRES ET MÉDITATIONS

> *Cette annexe indique les textes retenus dans la pratique décrite au chapitre 23, avec la référence de leur source. Elle ne les reproduit pas : ils sont accessibles dans les éditions liturgiques et bibliques mentionnées.*

D.1 Textes bibliques

Traduction retenue : la Traduction œcuménique de la Bible (TOB), reconnue par les principales confessions chrétiennes francophones. La mention de cette source doit accompagner toute citation.

Psaumes proposés selon les besoins : Ps 22 pour la plainte du juste, Ps 23 pour la confiance du berger, Ps 42-43 pour la soif de Dieu, Ps 51 pour la confession, Ps 88 pour l'ombre du sépulcre, Ps 90 pour la brièveté des jours, Ps 121 pour la garde, Ps 130 pour l'attente, Ps 139 pour la présence permanente.

Livre de Job. Chapitres 1 à 3 pour l'épreuve, 7 pour la plainte, 19 pour la confession du rédempteur, 42 pour le silence retrouvé et la validation de la plainte contre l'explication.

Qohélet. Chapitre 3 sur les temps qui se succèdent, chapitre 12 sur la vieillesse et la fin.

Isaïe. Chapitre 40 sur la consolation, chapitre 53 sur le serviteur souffrant.

Évangiles. Marc 14, versets 32 à 42, sur Gethsémani. Jean 11 sur Lazare. Luc 23 et 24 sur la passion et la résurrection.

Corpus paulinien. Épître aux Romains 8, versets 31 à 39, sur ce qui ne peut nous séparer. Première épître aux Corinthiens 15 sur la résurrection. Deuxième épître aux Corinthiens 4 et 5 sur la faiblesse.

D.2 Textes liturgiques catholiques

Source. Rituel des funérailles à l'usage des diocèses francophones du Canada, éditions officielles ; Rituel du sacrement des malades ; Liturgie des heures.

Sacrement des malades. Formule de l'onction ; prière d'action de grâce ; bénédiction du malade et de ses proches.

Recommandation de l'âme. Prières traditionnelles au moment du passage : oraison de l'agonie, invocation des saints, litanies brèves adaptées.

Funérailles. Rite de la levée du corps ; rite d'accueil à l'église ; prière universelle ; rite du dernier adieu ; rite au cimetière ou au columbarium.

Prière pour les défunts. Prière du Requiem éternel ; oraisons du missel ; commémoraison du 2 novembre.

D.3 Ressources interreligieuses

Principe. Les textes et rites propres à chaque tradition doivent être établis avec le concours d'un représentant qualifié de cette tradition, plutôt que compilés de seconde main. La liste ci-dessous indique des points d'entrée fiables et non des extraits.

Tradition juive. Prière du Chema Israël ; Vidouy, confession du mourant ; Kaddish, prière des endeuillés. Consulter le rabbin de la communauté d'appartenance pour l'usage précis.

Tradition musulmane. Sourate Ya-Sîn traditionnellement récitée près du mourant ; profession de foi (chahada) prononcée ou entendue au moment ultime ; prière funèbre (salat al-janaza). Consulter l'imam ou le responsable de la communauté.

Tradition hindoue. Textes du Bhagavad-Gîtâ sur la mort et le détachement ; mantras récités par la famille. Consulter un prêtre du temple d'appartenance.

Tradition bouddhiste. Instructions du Bardo Thödol dans les traditions tibétaines ; formules de refuge et de compassion. Consulter un maître ou un moine référent.

D.4 Ressources laïques et interspirituelles

Domaine public francophone et international. Poèmes et méditations à sélectionner selon les affinités du patient parmi les auteurs entrés dans le domaine public. Vérifier au cas par cas le statut de chaque œuvre.

Structure d'un rituel laïque. Ouverture — mots d'accueil, désignation de qui parle. Séquence centrale — lecture d'un texte choisi par le défunt ou par ses proches, récit de ce qu'il a représenté, minute de silence, musique. Clôture — parole finale, sortie ordonnée.

Trois principes. Un rituel suppose une structure minimale ; l'improvisation totale se dissout dans le malaise. Il doit être court — quinze à trente minutes conviennent presque toujours. Il faut qu'une personne désignée en assure la conduite.

ANNEXE E. ÉTUDES DE CAS COMMENTÉES

> *Tous les cas sont pseudonymisés et recomposés à partir de plusieurs situations, conformément à l'avertissement liminaire. Aucune personne n'est identifiable. Format standardisé pour usage en formation : situation, enjeu, intervention, analyse, questions de discussion.*

E.1 Cas 1 — Théodore, l'itinéraire d'un renoncement

Situation. Homme de 67 ans, ancien contremaître, arrivé au Québec à 40 ans, cancer digestif métastatique, chimiothérapie arrêtée depuis six semaines. Marié, trois enfants adultes, une petite-fille de six ans. Cas développé au chapitre 11, section 11.5.

Enjeu. Reconnaître les deuils successifs derrière ce que l'équipe interprétait comme une non-compliance.

Analyse. Chaque refus initial correspondait à un renoncement en cours et non à un rejet du soin. Le levier du consentement fut chaque fois un lien, jamais une argumentation.

Questions. Comment repérer un deuil en cours plutôt qu'une opposition ? Quelle attitude d'équipe éviter face à un patient étiqueté difficile ? Quelle place laisser à la parole testamentaire concernant des biens à distance ?

E.2 Cas 2 — La conspiration du silence

Situation. Femme de 74 ans, cancer bronchique métastatique. La famille demande à l'équipe de ne rien dire de la gravité. La patiente demande à ne rien dire à ses enfants pour ne pas les affoler. Chacun sait, chacun sait que l'autre sait, tous se taisent.

Enjeu. Débloquer sans imposer la vérité, protéger l'essentiel du temps qui reste.

Intervention. Rencontre séparée avec la patiente : que redoute-t-elle exactement en parlant ? Rencontre séparée avec les enfants : même question. Reformulation croisée avec l'accord de chacun. Proposition d'une conversation médiée dont l'objectif limité est convenu à l'avance.

Questions. Quand une conspiration protège-t-elle et quand nuit-elle ? Comment évaluer ce qu'un patient veut réellement savoir ? Quel rôle un tiers spirituel peut-il jouer dans le déblocage ?

E.3 Cas 3 — Une demande de mort chez un patient soulagé

Situation. Homme de 58 ans, cancer avancé, symptômes physiques bien contrôlés. Formule une demande d'aide médicale à mourir. Contexte québécois où cette option est légale.

Enjeu. Explorer sans dissuader ni encourager, distinguer une demande stable d'une expression transitoire.

Intervention. Entretien approfondi. Repérage : perte de sens, isolement social, sentiment d'être un fardeau, refus de dépendance anticipée. Repérage d'une dépression modérée non traitée. Introduction d'un traitement antidépresseur avec réévaluation à quatre semaines.

Questions. Comment articuler l'exploration d'une demande avec le respect du droit qu'ouvre le cadre légal ? Comment traiter un facteur réversible sans donner l'impression au patient d'une manœuvre dilatoire ? Quelle posture pour un intervenant dont la tradition n'admet pas l'acte demandé ?

E.4 Cas 4 — Famille en diaspora, la question du rapatriement

Situation. Homme de 71 ans, originaire d'Afrique centrale, arrivé au Canada il y a trente ans. Épouse et deux enfants adultes nés au Canada. Cancer terminal. Le patient souhaite être enterré au pays. Les enfants souhaitent une tombe accessible à Montréal.

Enjeu. Anticiper avec le patient tant qu'il est apte plutôt que laisser trancher les enfants dans le chagrin et le conflit.

Intervention. Entretien avec le patient seul pour formaliser sa volonté. Puis médiation familiale sur la logistique — cotisation, transport, cérémonies parallèles. Proposition d'un rite double : cérémonie d'adieu à Montréal, inhumation au pays.

Questions. Comment tenir compte des exigences institutionnelles sans écraser les pratiques communautaires ? Que dire à des enfants qui vivent le choix parental comme un rejet de leur pays de naissance ? Quel rôle pour l'association de solidarité funéraire ?

E.5 Cas 5 — Une vision de fin de vie prise pour un délirium

Situation. Femme de 82 ans, phase palliative avancée. Rapporte calmement voir son mari décédé, se dit apaisée. L'équipe instaure un antipsychotique. Le lendemain, la patiente est somnolente et anxieuse.

Enjeu. Diagnostic différentiel et réparation de l'erreur auprès de la patiente et de la famille.

Intervention. Réévaluation clinique : conscience préservée, orientation conservée, absence de désorganisation. Retrait de l'antipsychotique. Explication à la famille distinguant vision de fin de vie et délirium. Excuses formulées.

Questions. Comment enseigner ce diagnostic différentiel au quotidien ? Comment protéger une équipe qui a fait une erreur bien intentionnée ? Comment restaurer la confiance de la famille sans se dédouaner ?

E.6 Cas 6 — Détresse morale d'équipe

Situation. Patient très âgé en fin de vie, insuffisance cardiaque terminale. La famille exige la poursuite de tous les traitements. L'équipe juge la situation d'obstination déraisonnable. Réunions familiales successives sans issue. Départs récents de deux membres de l'équipe.

Enjeu. Reconnaître et traiter la détresse morale collective avant qu'elle ne détruise l'équipe.

Intervention. Consultation d'éthique clinique. Procédure collégiale formelle avec avis extérieur. Espace de parole facilité par un tiers hors hiérarchie. Retour d'expérience trois mois plus tard.

Questions. Où passe la ligne entre respect des volontés familiales et respect des soignants ? Quels dispositifs institutionnels sont indispensables ? Comment prévenir plutôt que réparer ?

APPAREIL FINAL

BIBLIOGRAPHIE GÉNÉRALE, INDEX DES AUTEURS ET INDEX THÉMATIQUE

BIBLIOGRAPHIE GÉNÉRALE

1. Écriture sainte et magistère de l'Église

Traduction œcuménique de la Bible (TOB). (2010). Édition intégrale, révisée. Cerf ; Bibli'O — Société biblique française.

Catéchisme de l'Église catholique. (1992). Mame-Plon.

Congrégation pour la doctrine de la foi. (1980). Déclaration Iura et bona sur l'euthanasie. Libreria Editrice Vaticana.

Benoît XVI. (2007). Lettre encyclique Spe salvi sur l'espérance chrétienne. Libreria Editrice Vaticana.

François. (2024). Lettre encyclique Dilexit nos sur l'amour humain et divin du cœur de Jésus-Christ. Libreria Editrice Vaticana.

2. Théologie et spiritualité

Balthasar, H. U. von. (1970). Le mystère pascal. Dans Mysterium salutis (t. 12). Éditions du Cerf.

Balthasar, H. U. von. (1987). Espérer pour tous. Desclée de Brouwer.

Chaïb, Y. (2000). L'émigré et la mort : la mort musulmane en France. Édisud.

Déchaux, J.-H. (1997). Le souvenir des morts : essai sur le lien de filiation. Presses universitaires de France.

Firth, S. (2005). End-of-life: A Hindu view. The Lancet, 366(9486), 682-686.

Kagame, A. (1956). La philosophie bantu-rwandaise de l'Être. Académie royale des sciences coloniales.

Keown, D. (2005). End of life: The Buddhist view. The Lancet, 366(9489), 952-955.

Lamm, M. (1969). The Jewish way in death and mourning. Jonathan David.

Leget, C. (2017). Art of living, art of dying: Spiritual care for a good death. Jessica Kingsley.

Léon-Dufour, X. (1971). Résurrection de Jésus et message pascal. Seuil.

Mbiti, J. S. (1969). African religions and philosophy. Heinemann.

Moltmann, J. (1970). Théologie de l'espérance (F. et J.-P. Thévenaz, trad.). Éditions du Cerf. (Ouvrage original publié en 1964)

Moltmann, J. (1974). Le Dieu crucifié (B. Fraigneau-Julien, trad.). Éditions du Cerf. (Ouvrage original publié en 1972)

Rahner, K. (1966). Le chrétien et la mort (C. Muller, trad.). Desclée de Brouwer. (Ouvrage original publié en 1958)

Ratzinger, J. (1979). La mort et l'au-delà : court traité d'espérance chrétienne. Fayard. (Ouvrage original publié en 1977)

Sachedina, A. (2005). End-of-life: The Islamic view. The Lancet, 366(9487), 774-779.

Thomas, L.-V. (1982). La mort africaine : idéologie funéraire en Afrique noire. Payot.

Varillon, F. (1975). La souffrance de Dieu. Le Centurion.

Verspieren, P. (1984). Face à celui qui meurt : euthanasie, acharnement thérapeutique, accompagnement. Desclée de Brouwer.

3. Philosophie et éthique

Arendt, H. (1961). Condition de l'homme moderne (G. Fradier, trad.). Calmann-Lévy. (Ouvrage original publié en 1958)

Beauchamp, T. L., & Childress, J. F. (2019). Principles of biomedical ethics (8e éd.). Oxford University Press. (Ouvrage original publié en 1979)

Bergson, H. (1889). Essai sur les données immédiates de la conscience. Félix Alcan.

Camus, A. (1942). Le mythe de Sisyphe. Gallimard.

Camus, A. (1947). La peste. Gallimard.

Camus, A. (1951). L'homme révolté. Gallimard.

Chalmers, D. J. (1995). Facing up to the problem of consciousness. Journal of Consciousness Studies, 2(3), 200-219.

Changeux, J.-P. (1983). L'homme neuronal. Fayard.

Changeux, J.-P., & Ricœur, P. (1998). Ce qui nous fait penser : la nature et la règle. Odile Jacob.

Derrida, J. (1996). Apories : mourir — s'attendre aux « limites de la vérité ». Galilée.

Descartes, R. (1979). Méditations métaphysiques. Flammarion. (Ouvrage original publié en 1641)

Gilligan, C. (1982). In a different voice: Psychological theory and women's development. Harvard University Press.

Hadot, P. (1981). Exercices spirituels et philosophie antique. Études augustiniennes.

Heidegger, M. (1986). Être et temps (F. Vezin, trad.). Gallimard. (Ouvrage original publié en 1927)

Jameton, A. (1984). Nursing practice: The ethical issues. Prentice-Hall.

Jankélévitch, V. (1966). La mort. Flammarion.

Jonas, H. (1990). Le principe responsabilité : une éthique pour la civilisation technologique (J. Greisch, trad.). Éditions du Cerf. (Ouvrage original publié en 1979)

Jonas, H. (1994). Le concept de Dieu après Auschwitz : une voix juive (P. Ivernel, trad.). Payot & Rivages. (Ouvrage original publié en 1984)

Kierkegaard, S. (1935). Le concept d'angoisse (P.-H. Tisseau, trad.). Alcan. (Ouvrage original publié en 1844)

Kierkegaard, S. (1949). Traité du désespoir (K. Ferlov & J.-J. Gateau, trad.). Gallimard. (Ouvrage original publié en 1849)

Lévinas, E. (1948). Le temps et l'autre. Presses universitaires de France.

Lévinas, E. (1961). Totalité et infini : essai sur l'extériorité. Martinus Nijhoff.

Lévinas, E. (1993). Dieu, la mort et le temps. Grasset.

MacIntyre, A. (1999). Dependent rational animals: Why human beings need the virtues. Open Court.

Mackenzie, C., & Stoljar, N. (dir.). (2000). Relational autonomy: Feminist perspectives on autonomy, agency, and the social self. Oxford University Press.

Marcel, G. (1951). Le mystère de l'être. Aubier-Montaigne.

Merleau-Ponty, M. (1945). Phénoménologie de la perception. Gallimard.

Nussbaum, M. C. (1994). The therapy of desire: Theory and practice in Hellenistic ethics. Princeton University Press.

Paperman, P., & Laugier, S. (dir.). (2005). Le souci des autres : éthique et politique du care. Éditions de l'EHESS.

Pelluchon, C. (2009). L'autonomie brisée : bioéthique et philosophie. Presses universitaires de France.

Ricœur, P. (1986). Le mal : un défi à la philosophie et à la théologie. Labor et Fides.

Ricœur, P. (1990). Soi-même comme un autre. Seuil.

Ricœur, P. (2007). Vivant jusqu'à la mort, suivi de Fragments. Seuil.

Ryle, G. (1949). The concept of mind. Hutchinson.

Sartre, J.-P. (1943). L'être et le néant : essai d'ontologie phénoménologique. Gallimard.

Sartre, J.-P. (1946). L'existentialisme est un humanisme. Nagel.

Tronto, J. C. (1993). Moral boundaries: A political argument for an ethic of care. Routledge.

Worms, F. (2010). Le moment du soin : à quoi tenons-nous ? Presses universitaires de France.

4. Psychologie, psychiatrie et psychothérapie

Balint, M. (1957). The doctor, his patient and the illness. Pitman.

Becker, E. (1973). The denial of death. Free Press.

Boss, P. (1999). Ambiguous loss: Learning to live with unresolved grief. Harvard University Press.

Boszormenyi-Nagy, I., & Spark, G. M. (1973). Invisible loyalties: Reciprocity in intergenerational family therapy. Harper & Row.

Breitbart, W., Rosenfeld, B., Pessin, H., Kaim, M., Funesti-Esch, J., Galietta, M., Nelson, C. J., & Brescia, R. (2000). Depression, hopelessness, and desire for hastened death in terminally ill patients with cancer. JAMA, 284(22), 2907-2911.

Breitbart, W., Rosenfeld, B., Gibson, C., Pessin, H., Poppito, S., Nelson, C., Tomarken, A., Timm, A. K., Berg, A., Jacobson, C., Sorger, B., Abbey, J., & Olden, M. (2010). Meaning-centered group psychotherapy for patients with advanced cancer: A pilot randomized controlled trial. Psycho-Oncology, 19(1), 21-28.

Breitbart, W., Rosenfeld, B., Pessin, H., Applebaum, A., Kulikowski, J., & Lichtenthal, W. G. (2015). Meaning-centered group psychotherapy: An effective intervention for improving psychological well-being in patients with advanced cancer. Journal of Clinical Oncology, 33(7), 749-754.

Bury, M. (1982). Chronic illness as biographical disruption. Sociology of Health & Illness, 4(2), 167-182.

Bydlowski, M. (1997). La dette de vie : itinéraire psychanalytique de la maternité. Presses universitaires de France.

Charmaz, K. (1983). Loss of self: A fundamental form of suffering in the chronically ill. Sociology of Health & Illness, 5(2), 168-195.

Chochinov, H. M. (2002). Dignity-conserving care: A new model for palliative care. JAMA, 287(17), 2253-2260.

Chochinov, H. M., Hack, T., Hassard, T., Kristjanson, L. J., McClement, S., & Harlos, M. (2005). Dignity therapy: A novel psychotherapeutic intervention for patients near the end of life. Journal of Clinical Oncology, 23(24), 5520-5525.

Chochinov, H. M., Wilson, K. G., Enns, M., Mowchun, N., Lander, S., Levitt, M., & Clinch, J. J. (1995). Desire for death in the terminally ill. American Journal of Psychiatry, 152(8), 1185-1191.

Corr, C. A. (1993). Coping with dying: Lessons that we should and should not learn from the work of Elisabeth Kübler-Ross. Death Studies, 17(1), 69-83.

Cyrulnik, B. (1999). Un merveilleux malheur. Odile Jacob.

Danieli, Y. (dir.). (1998). International handbook of multigenerational legacies of trauma. Plenum Press.

Doka, K. J. (dir.). (1989). Disenfranchised grief: Recognizing hidden sorrow. Lexington Books.

Erikson, E. H. (1966). Enfance et société (A. Cardinet, trad.). Delachaux et Niestlé. (Ouvrage original publié en 1950)

Erikson, E. H. (1982). The life cycle completed: A review. W. W. Norton.

Figley, C. R. (dir.). (1995). Compassion fatigue: Coping with secondary traumatic stress disorder in those who treat the traumatized. Brunner/Mazel.

Frankl, V. E. (1988). Découvrir un sens à sa vie avec la logothérapie. Les Éditions de l'Homme. (Ouvrage original publié en 1946)

Freud, S. (1915). Considérations actuelles sur la guerre et sur la mort. Dans Essais de psychanalyse. Payot.

Fuchs, T. (2013). Temporality and psychopathology. Phenomenology and the Cognitive Sciences, 12(1), 75-104.

Greenberg, J., Pyszczynski, T., & Solomon, S. (1986). The causes and consequences of a need for self-esteem: A terror management theory. Dans R. F. Baumeister (dir.), Public self and private self (p. 189-212). Springer.

Greyson, B. (1983). The near-death experience scale: Construction, reliability, and validity. Journal of Nervous and Mental Disease, 171(6), 369-375.

Kastenbaum, R. (1969). Death and bereavement in later life. Dans A. H. Kutscher (dir.), Death and bereavement (p. 28-54). Charles C Thomas.

Kearney, M. K., Weininger, R. B., Vachon, M. L. S., Harrison, R. L., & Mount, B. M. (2009). Self-care of physicians caring for patients at the end of life. JAMA, 301(11), 1155-1164.

Kerr, C. W., Donnelly, J. P., Wright, S. T., Kuszczak, S. M., Banas, A., Grant, P. C., & Luczkiewicz, D. L. (2014). End-of-life dreams and visions: A longitudinal study of hospice patients' experiences. Journal of Palliative Medicine, 17(3), 296-303.

Kissane, D. W. (2001). Demoralisation: Its impact on informed consent and medical care. Medical Journal of Australia, 175(10), 537-539.

Kissane, D. W., & Bloch, S. (2002). Family focused grief therapy: A model of family-centred care during palliative care and bereavement. Open University Press.

Kübler-Ross, E. (1975). Les derniers instants de la vie (C. Jubert & E. de Peyer, trad.). Labor et Fides. (Ouvrage original publié en 1969)

Lindemann, E. (1944). Symptomatology and management of acute grief. American Journal of Psychiatry, 101(2), 141-148.

Maciejewski, P. K., Zhang, B., Block, S. D., & Prigerson, H. G. (2007). An empirical examination of the stage theory of grief. JAMA, 297(7), 716-723.

Minkowski, E. (1933). Le temps vécu : études phénoménologiques et psychopathologiques. Collection de l'Évolution psychiatrique.

Moody, R. A. (1977). La vie après la vie (P. Misraki, trad.). Robert Laffont. (Ouvrage original publié en 1975)

Neimeyer, R. A., & Sands, D. C. (2011). Meaning reconstruction in bereavement: From principles to practice. Dans R. A. Neimeyer, D. L. Harris, H. R. Winokuer, & G. F. Thornton (dir.), Grief and bereavement in contemporary society (p. 9-22). Routledge.

Osis, K., & Haraldsson, E. (1977). At the hour of death. Avon Books.

Parnia, S., Spearpoint, K., de Vos, G., Fenwick, P., Goldberg, D., Yang, J., Zhu, J., Baker, K., Killingback, H., McLean, P., Wood, M., Zafari, A. M., Dickert, N., Beisteiner, R., Sterz, F., Berger, M., Warlow, C., Bullock, S., Lovett, S., ... Schoenfeld, E. R. (2014). AWARE — AWAreness during REsuscitation: A prospective study. Resuscitation, 85(12), 1799-1805.

Phelps, A. C., Maciejewski, P. K., Nilsson, M., Balboni, T. A., Wright, A. A., Paulk, M. E., Trice, E., Schrag, D., Peteet, J. R., Block, S. D., & Prigerson, H. G. (2009). Religious coping and use of intensive life-prolonging care near death in patients with advanced cancer. JAMA, 301(11), 1140-1147.

Prigerson, H. G., Horowitz, M. J., Jacobs, S. C., Parkes, C. M., Aslan, M., Goodkin, K., Raphael, B., Marwit, S. J., Wortman, C., Neimeyer, R. A., Bonanno, G. A., Block, S. D., Kissane, D., Boelen, P., Maercker, A., Litz, B. T., Johnson, J. G., First, M. B., & Maciejewski, P. K. (2009). Prolonged grief disorder: Psychometric validation of criteria proposed for DSM-V and ICD-11. PLoS Medicine, 6(8), e1000121.

Rando, T. A. (1986). Parental loss of a child. Research Press.

Rando, T. A. (dir.). (2000). Clinical dimensions of anticipatory mourning. Research Press.

Rogers, C. R. (1957). The necessary and sufficient conditions of therapeutic personality change. Journal of Consulting Psychology, 21(2), 95-103.

Rogers, C. R. (1968). Le développement de la personne (E. L. Herbert, trad.). Dunod. (Ouvrage original publié en 1961)

Ruszniewski, M. (1995). Face à la maladie grave : patients, familles, soignants. Dunod.

Soubieux, M.-J. (2008). Le berceau vide : deuil périnatal et travail du psychanalyste. Érès.

Steinhauser, K. E., Christakis, N. A., Clipp, E. C., McNeilly, M., McIntyre, L., & Tulsky, J. A. (2000). Factors considered important at the end of life by patients, family, physicians, and other care providers. JAMA, 284(19), 2476-2482.

Steinhauser, K. E., Voils, C. I., Clipp, E. C., Bosworth, H. B., Christakis, N. A., & Tulsky, J. A. (2006). "Are you at peace?" One item to probe spiritual concerns at the end of life. Archives of Internal Medicine, 166(1), 101-105.

Stroebe, M., & Schut, H. (1999). The dual process model of coping with bereavement: Rationale and description. Death Studies, 23(3), 197-224.

Vachon, M., Fillion, L., & Achille, M. (2009). A conceptual analysis of spirituality at the end of life. Journal of Palliative Medicine, 12(1), 53-59.

van Lommel, P., van Wees, R., Meyers, V., & Elfferich, I. (2001). Near-death experience in survivors of cardiac arrest: A prospective study in the Netherlands. The Lancet, 358(9298), 2039-2045.

Yalom, I. D. (1980). Existential psychotherapy. Basic Books.

Zarit, S. H., Reever, K. E., & Bach-Peterson, J. (1980). Relatives of the impaired elderly: Correlates of feelings of burden. The Gerontologist, 20(6), 649-655.

5. Médecine palliative et pratique clinique

Abiven, M. (1990). Pour une mort plus humaine : expérience d'une unité hospitalière de soins palliatifs. InterÉditions.

Adelman, R. D., Tmanova, L. L., Delgado, D., Dion, S., & Lachs, M. S. (2014). Caregiver burden: A clinical review. JAMA, 311(10), 1052-1060.

Balboni, T. A., Vanderwerker, L. C., Block, S. D., Paulk, M. E., Lathan, C. S., Peteet, J. R., & Prigerson, H. G. (2007). Religiousness and spiritual support among advanced cancer patients and associations with end-of-life treatment preferences and quality of life. Journal of Clinical Oncology, 25(5), 555-560.

Blanke, O., Ortigue, S., Landis, T., & Seeck, M. (2002). Stimulating illusory own-body perceptions. Nature, 419(6904), 269-270.

Borjigin, J., Lee, U., Liu, T., Pal, D., Huff, S., Klarr, D., Sloboda, J., Hernandez, J., Wang, M. M., & Mashour, G. A. (2013). Surge of neurophysiological coherence and connectivity in the dying brain. Proceedings of the National Academy of Sciences, 110(35), 14432-14437.

Bruera, E., Kuehn, N., Miller, M. J., Selmser, P., & Macmillan, K. (1991). The Edmonton Symptom Assessment System (ESAS): A simple method for the assessment of palliative care patients. Journal of Palliative Care, 7(2), 6-9.

Cassell, E. J. (1982). The nature of suffering and the goals of medicine. The New England Journal of Medicine, 306(11), 639-645.

Cassell, E. J. (2004). The nature of suffering and the goals of medicine (2e éd.). Oxford University Press.

Castra, M. (2003). Bien mourir : sociologie des soins palliatifs. Presses universitaires de France.

Clark, D. (1999). Total pain, disciplinary power and the body in the work of Cicely Saunders, 1958-1967. Social Science & Medicine, 49(6), 727-736.

Clark, D. (2018). Cicely Saunders: A life and legacy. Oxford University Press.

Detering, K. M., Hancock, A. D., Reade, M. C., & Silvester, W. (2010). The impact of advance care planning on end of life care in elderly patients: Randomised controlled trial. BMJ, 340, c1345.

Foucault, M. (1963). Naissance de la clinique : une archéologie du regard médical. Presses universitaires de France.

Gomes, B., & Higginson, I. J. (2006). Factors influencing death at home in terminally ill patients with cancer: Systematic review. BMJ, 332(7540), 515-521.

Illich, I. (1975). Némésis médicale : l'expropriation de la santé. Seuil.

Kellehear, A. (2005). Compassionate cities: Public health and end-of-life care. Routledge.

Kellehear, A. (2007). A social history of dying. Cambridge University Press.

Leboyer, F. (1974). Pour une naissance sans violence. Seuil.

Lock, M. (2002). Twice dead: Organ transplants and the reinvention of death. University of California Press.

Mino, J.-C., & Fournier, E. (2008). Les mots des derniers soins : la démarche palliative dans la médecine contemporaine. Les Belles Lettres.

Murray, S. A., Kendall, M., Boyd, K., & Sheikh, A. (2005). Illness trajectories and palliative care. BMJ, 330(7498), 1007-1011.

Organisation mondiale de la santé & Worldwide Hospice Palliative Care Alliance. (2020). Global atlas of palliative care (2e éd.). WHPCA.

Puchalski, C., & Romer, A. L. (2000). Taking a spiritual history allows clinicians to understand patients more fully. Journal of Palliative Medicine, 3(1), 129-137.

Raja, S. N., Carr, D. B., Cohen, M., Finnerup, N. B., Flor, H., Gibson, S., Keefe, F. J., Mogil, J. S., Ringkamp, M., Sluka, K. A., Song, X.-J., Stevens, B., Sullivan, M. D., Tutelman, P. R., Ushida, T., & Vader, K. (2020). The revised International Association for the Study of Pain definition of pain. Pain, 161(9), 1976-1982.

Sallnow, L., Smith, R., Ahmedzai, S. H., Bhadelia, A., Chamberlain, C., Cong, Y., Doble, B., Dullie, L., Durie, R., Finkelstein, E. A., Guglani, S., Hodson, M., Husebø, B. S., Kellehear, A., Kitzinger, C., Knaul, F. M., Murray, S. A., Neuberger, J., O'Mahony, S., ... Wyatt, K. (2022). Report of the Lancet Commission on the Value of Death: Bringing death back into life. The Lancet, 399(10327), 837-884.

Saunders, C. (1978). The management of terminal disease. Edward Arnold.

The SUPPORT Principal Investigators. (1995). A controlled trial to improve care for seriously ill hospitalized patients. JAMA, 274(20), 1591-1598.

Temel, J. S., Greer, J. A., Muzikansky, A., Gallagher, E. R., Admane, S., Jackson, V. A., Dahlin, C. M., Blinderman, C. D., Jacobsen, J., Pirl, W. F., Billings, J. A., & Lynch, T. J. (2010). Early palliative care for patients with metastatic non-small-cell lung cancer. The New England Journal of Medicine, 363(8), 733-742.

Wary, B., & Collectif Doloplus. (1999). Doloplus-2, une échelle pour évaluer la douleur. Soins Gérontologie, 19, 25-27.

6. Sociologie, anthropologie et sciences des religions

Ariès, P. (1975). Essais sur l'histoire de la mort en Occident du Moyen Âge à nos jours. Seuil.

Ariès, P. (1977). L'homme devant la mort. Seuil.

Baudrillard, J. (1976). L'échange symbolique et la mort. Gallimard.

Douglas, M. (1966). Purity and danger: An analysis of concepts of pollution and taboo. Routledge & Kegan Paul.

Elias, N. (1987). La solitude des mourants (S. Muller, trad.). Christian Bourgois. (Ouvrage original publié en 1982)

Gélis, J. (1984). L'arbre et le fruit : la naissance dans l'Occident moderne, XVIe-XIXe siècle. Fayard.

Glaser, B. G., & Strauss, A. L. (1965). Awareness of dying. Aldine.

Gorer, G. (1955). The pornography of death. Encounter, 5(4), 49-52.

Laget, M. (1982). Naissances : l'accouchement avant l'âge de la clinique. Seuil.

Le Breton, D. (1990). Anthropologie du corps et modernité. Presses universitaires de France.

Sudnow, D. (1967). Passing on: The social organization of dying. Prentice-Hall.

Thomas, L.-V. (1975). Anthropologie de la mort. Payot.

Tisseron, S. (1996). Secrets de famille, mode d'emploi. Ramsay.

Van Gennep, A. (1909). Les rites de passage. Émile Nourry.

Vovelle, M. (1983). La mort et l'Occident de 1300 à nos jours. Gallimard.

Walter, T. (1994). The revival of death. Routledge.

Walter, T., Hourizi, R., Moncur, W., & Pitsillides, S. (2012). Does the internet change how we die and mourn? Omega: Journal of Death and Dying, 64(4), 275-302.

Zimmermann, C., & Rodin, G. (2004). The denial of death thesis: Sociological critique and implications for palliative care. Palliative Medicine, 18(2), 121-128.

7. Droit, législation et jurisprudence

Carter c. Canada (Procureur général), 2015 CSC 5, [2015] 1 R.C.S. 331.

Loi concernant les soins de fin de vie, RLRQ c. S-32.0001.

Loi modifiant le Code criminel (aide médicale à mourir), L.C. 2016, ch. 3.

Loi modifiant le Code criminel (aide médicale à mourir), L.C. 2021, ch. 2.

INDEX DES AUTEURS

> *Index alphabétique des auteurs cités dans le corps de l'ouvrage, avec renvoi aux chapitres où leur pensée est mobilisée. Les auteurs classiques (Aristote, Épicure, Pascal, Platon, Sénèque, Thomas d'Aquin) sont regroupés en tête sous leur nom d'usage.*

Auteurs classiques et de tradition

Aristote. Ch. 6, 7, 9, 11.

Augustin. Ch. 6.

Boèce. Ch. 9.

Épicure. Ch. 2, 7.

Job (livre biblique). Ch. 9, 16, 17, C.

Kant, Emmanuel. Ch. 4, 9, 11.

Marc Aurèle. Ch. 7.

Montaigne, Michel de. Ch. 6.

Pascal, Blaise. Ch. 6, 7.

Platon. Ch. 7, 9.

Qohélet (livre biblique). Ch. 16.

Sénèque. Ch. 7.

Socrate. Ch. 7.

Spinoza, Baruch. Ch. 9.

Stoïciens. Ch. 7, 8.

Thomas d'Aquin. Ch. 9.

Auteurs modernes et contemporains

Abiven, Maurice. Ch. 3.

Adelman, Ronald D. Ch. 12.

Arendt, Hannah. Ch. 6, 8, C.

Ariès, Philippe. Ch. 2, 14.

Balboni, Tracy A. Ch. 9.

Balint, Michael. Ch. 25.

Balthasar, Hans Urs von. Ch. 16, 17.

Baudrillard, Jean. Ch. 14.

Beauchamp, Tom L. ; Childress, James F. Ch. 8, 20.

Becker, Ernest. Ch. 6, 10.

Benoît XVI. Ch. 17.

Bergson, Henri. Ch. 6.

Blanke, Olaf. Ch. 18.

Borjigin, Jimo. Ch. 18.

Boss, Pauline. Ch. 24.

Boszormenyi-Nagy, Iván. Ch. 13.

Breitbart, William. Ch. 4, 8, 10.

Bruera, Eduardo. Ch. 21.

Bury, Michael. Ch. 11.

Bydlowski, Monique. Ch. 1.

Camus, Albert. Ch. 8.

Cassell, Eric J. Ch. 3, 4, C.

Castra, Michel. Ch. 3.

Chaïb, Yassine. Ch. 14.

Chalmers, David J. Ch. 9.

Changeux, Jean-Pierre. Ch. 9.

Charmaz, Kathy. Ch. 11.

Chochinov, Harvey Max. Ch. 4, 8, 10, 11, 23.

Clark, David. Ch. 3.

Corr, Charles A. Ch. 11.

Cyrulnik, Boris. Ch. 4.

Danieli, Yaël. Ch. 24.

Déchaux, Jean-Hugues. Ch. 14.

Derrida, Jacques. Ch. 7.

Descartes, René. Ch. 9.

Detering, Karen M. Ch. 5, 20.

Doka, Kenneth J. Ch. 11, 24.

Douglas, Mary. Ch. 1.

Elias, Norbert. Ch. 2, 14.

Erikson, Erik H. Ch. 8, C.

Figley, Charles R. Ch. 25.

Firth, Shirley. Ch. 15.

Foucault, Michel. Ch. 1.

François (pape). Ch. 16.

Frankl, Viktor E. Ch. 4, 8.

Freud, Sigmund. Ch. 10.

Fuchs, Thomas. Ch. 6.

Gélis, Jacques. Ch. 1.

Gilligan, Carol. Ch. 6.

Glaser, Barney G. ; Strauss, Anselm L. Ch. 2, 13.

Gomes, Barbara ; Higginson, Irene J. Ch. 3.

Gorer, Geoffrey. Ch. 14.

Greenberg, Jeff ; Pyszczynski, Tom ; Solomon, Sheldon. Ch. 10.

Greyson, Bruce. Ch. 18.

Hadot, Pierre. Ch. 7.

Heidegger, Martin. Ch. 6, 7, 8.

Illich, Ivan. Ch. 1.

Jameton, Andrew. Ch. 25.

Jankélévitch, Vladimir. Ch. 2.

Jonas, Hans. Ch. 8, 9.

Kagame, Alexis. Ch. 15.

Kastenbaum, Robert. Ch. 24.

Kearney, Michael K. Ch. 25.

Kellehear, Allan. Ch. 4, 5, 26.

Keown, Damien. Ch. 15.

Kerr, Christopher W. Ch. 18.

Kierkegaard, Søren. Ch. 7.

Kissane, David W. Ch. 10, 13.

Kübler-Ross, Élisabeth. Ch. 11.

Laget, Mireille. Ch. 1.

Lamm, Maurice. Ch. 15.

Le Breton, David. Ch. 11.

Leboyer, Frédérick. Ch. 1.

Leget, Carlo. Ch. 18.

Léon-Dufour, Xavier. Ch. 16.

Lévinas, Emmanuel. Ch. 6, 7, 8.

Lindemann, Erich. Ch. 12.

Lock, Margaret. Ch. 2.

MacIntyre, Alasdair. Ch. 6.

Maciejewski, Paul K. Ch. 11.

Mackenzie, Catriona ; Stoljar, Natalie. Ch. 8.

Marcel, Gabriel. Ch. 6.

Mbiti, John S. Ch. 15, C.

Merleau-Ponty, Maurice. Ch. 11.

Minkowski, Eugène. Ch. 6.

Mino, Jean-Christophe ; Fournier, Emmanuel. Ch. 3.

Moltmann, Jürgen. Ch. 15, 16.

Moody, Raymond A. Ch. 18.

Murray, Scott A. Ch. 3, 5.

Neimeyer, Robert A. Ch. 11.

Nussbaum, Martha C. Ch. 7.

Osis, Karlis ; Haraldsson, Erlendur. Ch. 18.

Paperman, Patricia ; Laugier, Sandra. Ch. 6.

Parnia, Sam. Ch. 18.

Pelluchon, Corine. Ch. 6, 8.

Phelps, Andrea C. Ch. 9.

Prigerson, Holly G. Ch. 12, 24.

Puchalski, Christina ; Romer, Anna L. Ch. 5, 18.

Rahner, Karl. Ch. 17.

Raja, Srinivasa N. Ch. 4, 21.

Rando, Therese A. Ch. 11, 12.

Ratzinger, Joseph. Ch. 2, 17.

Ricœur, Paul. Ch. 1, 2, 6, 8, 9.

Rogers, Carl R. Ch. 19.

Ruszniewski, Martine. Ch. 10.

Ryle, Gilbert. Ch. 9.

Sachedina, Abdulaziz. Ch. 15.
Sallnow, Libby (Commission Lancet). Ch. 3, 5, 26.
Sartre, Jean-Paul. Ch. 6, 8.
Saunders, Cicely. Ch. 1, 3, C.
Soubieux, Marie-José. Ch. 1.
Steinhauser, Karen E. Ch. 4, 18.
Stroebe, Margaret ; Schut, Henk. Ch. 11, C.
Sudnow, David. Ch. 2, 14.
Temel, Jennifer S. Ch. 3, 5.
Thomas, Louis-Vincent. Ch. 1, 15.
Tisseron, Serge. Ch. 13.
Tronto, Joan C. Ch. 6.
Vachon, Mélanie. Ch. 10.
Van Gennep, Arnold. Ch. 1.
van Lommel, Pim. Ch. 18.
Varillon, François. Ch. 16.
Verspieren, Patrick. Ch. 3.
Vovelle, Michel. Ch. 2.
Walter, Tony. Ch. 4, 14.
Wary, Bernard. Ch. 21, Annexe B.
Worms, Frédéric. Ch. 6.
Yalom, Irvin D. Ch. 10.
Zarit, Steven H. Ch. 12, Annexe B.
Zimmermann, Camilla ; Rodin, Gary. Ch. 2, 14.

Personnalité citée à titre biographique

Mihigo, Kizito. Introduction (0.6), vignettes 1 à 13.

INDEX THÉMATIQUE

> *Index des concepts, notions et pratiques traités dans l'ouvrage, avec renvoi aux chapitres et aux sous-sections principales. Les entrées reprennent les catégories du glossaire et y ajoutent les notions transversales.*

A

Accompagnement, principes. Ch. 19, 23. Introduction 0.3.4.

Acharnement thérapeutique. Voir Obstination déraisonnable. Ch. 4, 22.

Adieux, rituels d'. Ch. 23. Vignette 11.

Agonie, phase d'. Ch. 14, 21, 23. Annexe C.5.

Aide médicale à mourir. Ch. 5, 22. Cas 3 (Annexe E).

Ancêtres, culte des. Ch. 15. Vignette 8.

Angoisse existentielle. Ch. 7, 10.

Annonce d'une mauvaise nouvelle. Ch. 20, 24. Annexe C.1.

Anorexie terminale. Ch. 21.

Aptitude, évaluation de l'. Ch. 20.

Autonomie relationnelle. Ch. 8, 20.

B — C

Bonne mort, représentations de la. Ch. 4.

Care, éthique du. Ch. 6, 26.

Chant et musique au chevet. Ch. 23. Vignettes 2, 8, 11, 12.

Chronos et Kairos. Ch. 6.

Communauté invisible. Ch. 15. Vignette 8.

Communion des saints. Ch. 17.

Conflit familial. Ch. 13, 24. Annexe C.3.

Consentement libre et éclairé. Ch. 20.

Conspiration du silence. Ch. 13. Cas 2.

D — E

Demande de mort précipitée. Ch. 10, 22. Annexe C.2. Cas 3.

Délirium. Ch. 21. Cas 5.

Démoralisation. Ch. 10.
Déni, mécanisme du. Ch. 10.
Détresse existentielle. Ch. 10, 18.
Détresse morale (soignants). Ch. 25. Cas 6.
Détresse spirituelle. Ch. 18. Annexe C.4.
Deuil anticipé. Ch. 12.
Deuil compliqué / prolongé. Ch. 12, 24.
Deuil des vivants (renoncements). Ch. 11.
Deuil privé de droits. Ch. 11.6.
Dignité (intrinsèque vs perçue). Ch. 4.
Directives médicales anticipées. Ch. 20.
Diaspora, mort en. Ch. 14, 15. Vignette 7. Cas 4.
Douleur, évaluation de la. Ch. 21. Annexe B.1-B.2.
Douleur neuropathique. Ch. 4, 21.
Douleur totale (total pain). Ch. 3, 4.
Double effet, doctrine du. Ch. 20.
Dyspnée. Ch. 21.
Enfant face à la mort. Ch. 24.
Épuisement professionnel. Ch. 25.
Équipe interdisciplinaire. Ch. 25.
Espérance chrétienne. Ch. 15, 16, 17. Vignette 9.
Eschatologie. Ch. 17.

F — L

Familles, dynamiques des. Ch. 13, 24.
Fatigue de compassion. Ch. 25.
Finitude, philosophies de la. Ch. 6, 7.
Foi et fin de vie (données empiriques). Ch. 9, 15.
Générativité. Ch. 8, C.
Gethsémani. Ch. 16.
Hydratation en fin de vie. Ch. 21.
Immortalité de l'âme. Ch. 9, 17.

Job, livre de. Ch. 9, 16, 17. Voir aussi Théodicée.

Judaïsme et fin de vie. Ch. 15.

Jugement (rencontre eschatologique). Ch. 17.

Kübler-Ross, modèle et critique. Ch. 11.

Laïcité et spiritualité. Ch. 18. Annexe D.4.

Limitation et arrêt des traitements. Ch. 20, 22.

Logothérapie. Ch. 4, 8.

M — P

Mémoire des morts. Ch. 15, 26. Vignette 12.

Migration, funérailles et rites en. Ch. 14, 15.

Mort encéphalique. Ch. 2.

Mort jeune / prématurée. Ch. 11.6. Vignette 13.

Mort sociale. Ch. 2, 11.

Naissance et paradoxe de l'existence. Ch. 1, 6.

Non-communicant, patient. Ch. 21. Annexe B.2.

Objection de conscience. Ch. 22.

Obstination déraisonnable. Ch. 4, 22.

Œuvre et transmission. Ch. 8. Vignettes 3, 13.

Opioïdes, maniement des. Ch. 21.

Orphelin, condition d'. Ch. 11. Vignette 5.

Pardon de soi. Ch. 18. Vignette 10.

Pédiatrique, deuil et accompagnement. Ch. 1, 24.

Personne de confiance. Ch. 20.

Pluralisme religieux. Ch. 15. Annexe D.3.

Présence, éthique de la. Ch. 19, C.

Procédure collégiale. Ch. 20, 22.

Proche aidant. Ch. 12. Annexe B.5.

Providence et question du mal. Ch. 9, 16. Vignette 4.

Purgatoire. Ch. 17.

Q — Z

Qualité de vie, évaluation. Ch. 4.

Rapatriement du corps. Ch. 14. Cas 4.

Refus de soins. Ch. 22.

Régulation institutionnelle des équipes. Ch. 25.

Réponse d'adaptation. Ch. 4, 11.

Résilience. Ch. 4.

Résurrection. Ch. 9, 16, 17.

Rites de passage. Ch. 1, 15.

Sacrement des malades. Ch. 23.

Sédation, protocoles de. Ch. 22.

Silence habité (écoute). Ch. 19.

Soins palliatifs, philosophie. Ch. 3.

Souffrance (vs douleur). Ch. 4.

Spiritualité (définition et évaluation). Ch. 18. Annexe B.4.

Suicide et enseignement pastoral. Ch. 17.

Symptôme réfractaire. Ch. 22.

Temporalité de la fin de vie. Ch. 6.

Terror Management Theory. Ch. 10.

Théodicée, critique de la. Ch. 9, 16. Vignette 4.

Thérapie de la dignité. Ch. 4, 8, 23.

Toucher relationnel. Ch. 19.

Traditions religieuses (mort dans les). Ch. 15.

Trajectoires de déclin. Ch. 3, 5.

Vérité et enfant. Ch. 24.

Viatique. Ch. 23.

Vignettes de Kizito Mihigo (répartition). Introduction 0.6.5.

Visions de fin de vie. Ch. 18. Cas 5.

Vulnérabilité ontologique. Ch. 6.

www.ingramcontent.com/pod-product-compliance
Lightning Source LLC
LaVergne TN
LVHW050809061126
851857LV00012B/730
* 9 7 8 2 9 8 2 5 4 1 9 4 8 *